AF610331

HALLUCINATION DU MOIGNON

(PATHOGÉNIE ET TRAITEMENT)

PAR

Le Dr C. GULBENKIAN

DE L'UNIVERSITÉ DE PARIS

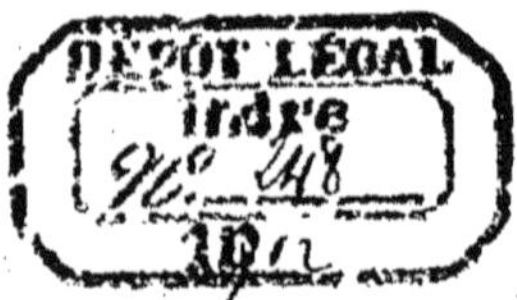

PARIS

LIBRAIRIE DES FACULTÉS

A. MICHALON

26, Rue Monsieur-le-Prince, 26

1902

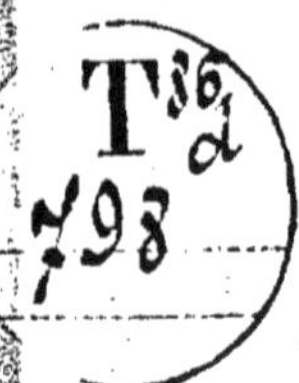

HALLUCINATION DU MOIGNON

(PATHOGÉNIE ET TRAITEMENT)

PAR

Le Dr C. GULBENKIAN

DE L'UNIVERSITÉ DE PARIS

PARIS
LIBRAIRIE DES FACULTÉS
A. MICHALON
26, Rue Monsieur-le-Prince, 26

1902

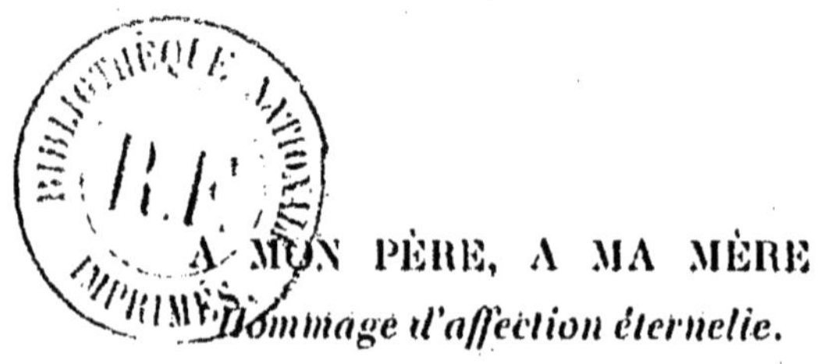

A MON PÈRE, A MA MÈRE
Hommage d'affection éternelle.

A MES FRÈRES, A MA SŒUR

A MM. SARKIS GULBENKIAN FILS
Faible témoignage de reconnaissance.

A MES PARENTS

A MES AMIS

A MON PRÉSIDENT DE THÈSE

MONSIEUR LE PROFESSEUR RAYMOND

Membre de l'Académie de Médecine

Professeur de Clinique des Maladies du système nerveux

Médecin de la Salpêtrière

Officier de la Légion d'honneur

A TOUS MES MAITRES

AVANT-PROPOS

Les travaux ne manquent pas sur cette intéressante question. La partie psychologique a été notamment étudiée par Bernstein et Abbatucci. L'anatomie pathologique a fait le sujet de quelques thèses intéressantes; seule, la pathogénie du moignon douloureux, n'a donné lieu à aucun travail d'ensemble. Nous avons tâché, dans ce modeste travail, de réunir toutes les théories invoquées pour l'explication de la douleur, d'en indiquer les principales causes et, chose plus importante, d'arriver à un diagnostic plus ou moins précis par une injection sous-cicatricielle de cocaïne. Nous n'avons pas omis non plus de traiter la partie psycho-physiologique de ces phénomènes dont la connaissance exacte seule nous conduira à un traitement rationnel de la douleur.

Nous avons jugé intéressant de signaler quelques troubles de sensibilité si spéciaux que nous avons rencontrés chez nos deux amputés; sont-ils de nature synesthésique complexe? Nous avons renoncé à donner une explication quelconque.

Nous ne voulons pas terminer nos études médicales sans adresser un souvenir reconnaissant à tous ceux qui, à

Montpellier et à Paris, ont bien voulu nous guider de leur expérience et nous permettre de profiter de leur savoir. Nous voulons citer notamment M. le professeur Carrieu, de Montpellier, ainsi que MM. les professeurs Dieulafoy et Pinard.

Qu'il nous soit permis de remercier M. le professeur Raymond, de l'honneur qu'il nous a fait en acceptant la présidence de cette thèse; qu'il reçoive également l'expression de notre plus vive reconnaissance pour la bienveillance qu'il nous a constamment témoignée.

Nous tenons également à exprimer notre gratitude à M. Sicard, chef de clinique à la Salpêtrière, qui a bien voulu nous donner l'idée de ce travail et nous honorer de ses conseils. Nous l'en remercions vivement.

Nous tenons aussi à remercier M. Cestan pour la bonne volonté qu'il n'a cessé de nous témoigner.

HISTORIQUE

Il est de connaissance banale qu'à la suite des amputations le sujet éprouve encore non seulement la sensation de l'existence du membre retranché, du « membre fantôme », suivant l'heureuse expression de Weir Mitchel, mais encore il localise dans ce membre des douleurs plus ou moins intenses, augmentant sous l'influence du changement de température, qui rendent souvent la vie insupportable au malade.

Un fait aussi curieux que l'hallucination des amputés, ne pouvait manquer de préoccuper les observateurs de toutes les époques, et peut-être sa connaissance date du jour où fut faite la première amputation ; mais jusqu'à la seconde moitié de ce siècle, l'obscurité la plus complète n'a cessé de régner sur sa pathogénie.

Ambroise Paré connaissait déjà ce fait, et dans l'article de Guéniot, publié dans le *Journal de la physiologie*, nous trouvons un passage ainsi conçu : « Les patients longtemps après leur amputation faite, disent encore sentir ès parties mortes et amputées, et de ce pleignent fort ; chose digne d'admiration et incrédébile pour gens qui de ce n'ont expérience. »

Après lui cette question n'était regardée que comme une curiosité scientifique et fut complètement délaissée. Bien que des esprits éminents comme Louis en 1753, J. Cloquet en 1821, et Breschet en 1822 aient fait des recherches intéressantes sur le moignon, ils n'étudiaient que les changements produits dans les terminaisons musculaires, nerveuses et osseuses, sans faire aucune mention de l'hallucination et de sa pathogénie.

En 1823 Larrey étudie d'une façon admirable l'anatomie pathologique des moignons. Il découvre la réunion bout à bout des deux nerfs distincts, coupés dans une amputation et tâche déjà de donner une explication à la disparition de la sensation du membre fantôme : « Cette soudure des nerfs, dit-il, s'opposant à la perte du fluide nerveux, peut faire disparaître du souvenir du sujet mutilé, la sensation qu'il croit toujours recevoir des extrémités des branches coupées. » Il démontre également les modifications anatomiques qui surviennent dans la moelle à la suite de l'amputation.

Langstaf en 1834 consacra un article à cette question et recommanda de couper les nerfs très courts dans le moignon.

Nous ne ferons que citer la tentative faite par Castel dans un court mémoire présenté à l'Académie de médecine en 1838 pour donner une explication physiologique de cette illusion.

Ensuite la pathogénie de ce phénomène fut étudiée par Haller et surtout par J. Muller en 1840 ; il donnait déjà une explication très satisfaisante.

En 1853 Verneuil publie la première observation de névrite des moignons. Il en étudie les symptômes cliniques et se livre à de minutieuses dissections.

En 1853, Rizet utilisant les travaux inédits de Hutin, décrit dans sa thèse l'anatomie pathologique et insiste particulièrement sur les maladies du moignon.

En 1856 J. Cruveilher décrit les névromes d'amputation sous le nom de névrome fibreux traumatique. Il croit qu'ils sont un moyen de protection pour les extrémités des nerfs.

En 1861 Guéniot étudie, dans son article déjà cité, pour la première fois d'une façon consciencieuse les hallucinations des amputés. Il indique un phénomène fort curieux, consistant en rétraction graduelle du membre fantôme dans la cicatrice ; il veut trouver là un élément de pronostic.

Mais il faut véritablement arriver en 1864 à Weir Mitchel pour trouver une description remarquable de ces hallucinations, ainsi que des lésions observées, dans son livre intitulé « Les lésions des nerfs », 1864. D'après lui, dans la plupart des cas, la douleur serait due à la sclérose des nerfs. C'est lui qui donne une étude presque complète des complications qui surviennent dans le restant du membre absent, et montre clairement l'action prépondérante de la périphérie dans la production de ces illusions.

En 1868, Vulpian étudie d'une façon plus détaillée les faits cités par Larrey et publie deux observations des modifications médullaires à la suite d'amputation ancienne. La même année, Dickinson fait connaître ses recherches sur les modifications qui surviennent surtout dans les cordons p[illegible]rieurs de la moelle chez les amputés.

En 1872, Verdalle, Pihet publient leurs thèses sur l'étude anatomo-pathologique des moignons d'amputés.

En 1881, un mémoire publié dans la *Revue de Chirurgie* par Nepveu donne à propos d'une observation nouvelle, le seul examen histologique complet que nous possédions.

En 1888, parut à Bonn la thèse de Bœrsch : « Amputations neuralgien », où il attribue la douleur aux névromes et en donne une description histologique.

L'année suivante, Gottsacker consacre sa thèse à ce sujet.

Charcot, dans ses merveilleuses leçons du mardi, expose le même sujet et soutient avec Weir Mitchel l'origine centrale de l'hallucination.

En 1894, à Bordeaux, paraît la thèse d'Abbatucci, inspirée par Pitres, sur les hallucinations du moignon où il soutient surtout l'origine périphérique de ces phénomènes.

Mais c'est M. Pitres, qui, dans son mémoire publié dans les *Annales médico-psychologiques* de 1897, réunit tous les éléments d'une étude achevée et prouve d'une façon incontestable la part prépondérante qui revient aux terminaisons nerveuses dans la production de ces hallucinations.

En 1898, dans une de ses leçons, M. le professeur Raymond admet en grande partie la thèse périphérique et s'appuyant sur des arguments solides, démontre le rôle non moins considérable des centres corticaux.

Il faut encore citer les thèses de Beausse et d'Arondel parues en 1898.

En 1900, Ebbinghaus exprimant les idées de son maître Witzel, attribue à l'inclusion cicatricielle, les douleurs intolérables des amputés.

Notre principal but au cours de ce travail sera de rechercher la cause de l'hallucination et de ces douleurs qui torturent les malades sans trève, et de tâcher de faire leur diagnostic pour avoir un traitement rationnel.

DESCRIPTION

Fréquence. — Presque tous les individus qui survivent aux amputations conservent encore pendant très longtemps la sensation de la présence du membre. « Nous avons voulu savoir, dit Rizet, si toujours ces malheureux étaient en proie à ces illusions, et sur 45 cas que nous avons interrogés, tous ont répondu par l'affirmative, excepté deux, chez lesquels était survenue une paralysie de sentiment. » Guéniot donne un chiffre moins fort ; pour lui on ne rencontre cette sensation que dans la moitié des cas. D'après Weir Mitchel sur 90 cas d'amputation, quatre seulement n'ont jamais donné lieu à l'illusion. M. Pitres arrive à la même conclusion, puisque chez ses trente malades, le membre fantôme n'a fait défaut qu'une seule fois. Nous avons eu l'occasion d'interroger une vingtaine de cas, et tous ont répondu affirmativement.

L'absence totale de cette illusion est due d'après Weir Mitchell à une débilité intellectuelle. Sans doute l'habitude de l'auto-observation réclame une large part pour la production de ce phénomène. Mais faut-il encore tenir compte des conditions locales qui à elles seules sont capables de produire ces sensations illusoires ? Dans un cas de Pitres après un écrasement du pied gauche, on enleva les deux premiers orteils; il a conservé depuis l'opération l'illusion de l'existence du deuxième orteil et n'a jamais senti le premier (Pitres).

Apparition. — La durée de l'apparition est très variable. Dans la grande majorité des cas, c'est surtout immédiatement après le sommeil chloroformique qu'apparait la première sensation, qui d'abord vague, devient de plus en plus distincte. Le membre semble être comprimé dans le pansement, puis des douleurs apparaissent à l'extrémité et deviennent de plus en plus violentes, surtout chez les nerveux. D'autres fois, le malade ne sent son membre qu'au bout de trois ou quatre jours; il est rare que cette illusion apparaisse au bout de deux ou trois semaines.

Durée. — Egalement très variable, des fois elle ne dépasse pas une semaine; chezd'autres la sensation persiste avec une netteté plus ou moins parfaite des mois et même des années : ainsi le malade de l'observation VI percevait encore son membre après une trentaine d'années. Cette sensation peut persister encore plus longtemps sans aucune tendance à la disparition, cinquante-sept ans chez l'amputé Dumas, cité dans la thèse d'Abbatucci.

Caractères des sensations. — Quelquefois le membre fantôme est senti absolument comme le normal appendu le long du corps, avec la même forme, la même position, la même longueur. D'autres fois il le sent tel qu'il était avant l'opération, mais le plus souvent il présente un certain nombre de particularités qui le différencient et le font paraître plus présent à l'esprit du malade.

Sensation de tonicité musculaire. — En général, le malade ne sent pas la totalité de son membre absent; ce n'est qu'une seule partie, presque toujours l'extrémité terminale, qui est présente à son esprit; et la sensation fantôme diminue d'intensité au fur et à mesure que l'on s'éloigne de la périphérie pour se rapprocher du moignon. Cependant cette perte de sentiment de l'existence des parties intermédiaires du membre retranché ne paraît jamais être complète. En effet selon les propres expressions du malade ces parties semblent encore être rattachées à la cuisse par quelque chose d'impossible à préciser: une sorte de ficelle, un bâton, un intermédiaire vague, dans lequel on ne peut distinguer aucune partie. Les groupes de sensations vagues, qui nous renseignent ordinairement sur la position exacte et l'existence organique de notre membre, se trouvent morcelés chez lui. Ainsi, la plupart des amputés du bras sentent nettement leur main et les doigts, mais ils n'ont aucune notion sur les parties intermédiaires entre la section terminale et le moignon; de même les amputés de cuisse sentent nettement leur pied et leurs orteils, mais ne sentent pas leur jambe et leur genou. Aussi quelquefois le malade ne sent qu'une partie seulement de l'extrémité fantôme; tel sujet amputé de cuisse ne sent que son talon ou ses orteils. Souvent telle ou telle partie de l'extrémité est plus accusée que le reste: ainsi dans l'observation que nous reproduisons le pouce était perçu plus nettement que les autres doigts.

La forme et le volume ne sont pas toujours conservés ; le plus souvent le membre fantôme apparaît rapetissé et recroquevillé : ainsi, un sujet de Pitres sentait à la place de sa main amputée une petite main du volume de celle d'un enfant de 10 ans. Un autre croit avoir une main ratatinée plus petite et plus ronde que celle du côté opposé. Il est rare que l'extrémité paraisse plus volumineuse ; cependant, l'amputé Charler sentait sa main plus grande.

Longueur. — La longueur du membre fantôme est au début sensiblement égale à celle du côté opposé ; mais ainsi que Guéniot, Rizet, Weir Mitchel et Pitres l'ont signalé, l'extrémité terminale, main ou pied du membre fantôme, remonte peu à peu et se trouve accolée à la cicatrice ; d'autres fois, le pied fantôme subit un raccourcissement, toutes ses dimensions se réduisent à celles d'un pied d'enfant, etc.

Position. — Généralement le membre fantôme est placé dans sa position de rectitude normale, conservant ses rapports normaux avec les autres parties du corps ; dans la marche le malade le sent ballant à côté du tronc ; dans le lit il le sent étendu le long du corps. Il suit exactement les mouvements du moignon : ainsi chez notre malade n° V, chez qui était survenue une paralysie du deltoïde, durant cette paralysie le malade ne pouvait pas déplacer son membre fantôme et les mouvements ne sont revenus dans le membre absent que lorsque le moignon avait retrouvé l'intégrité de ses mouvements.

Il faut signaler encore (avec Rizet) une autre forme de sensation et qui consiste en ce que bon nombre d'amputés portent toujours la main valide à une assez grande distance du membre retranché pour prévenir le choc d'un corps étranger, dont l'éloignement devrait cependant leur ôter toute idée de contact.

Température. — La température de l'extrémité fantôme, à de très rares exceptions, est celle du moignon. Tel malade qui a froid au moignon, aura également son membre absent dans le même état ; si l'on vient lui chauffer l'extrémité terminale de son membre amputé, le membre fantôme se réchauffera à son tour. Habituellement, les amputés se trouvent fort bien de la chaleur, cependant on en voit un certain nombre qui ne peuvent supporter la douce température du lit. L'influence de la température extérieure sur les amputés est de connaissance banale : quand elle s'abaisse, ils accusent une sensation d'onglée dans le membre absent. Un de nos amputés nous affirmait que lorsqu'il mettait son membre normal dans de l'eau froide, la sensation de froid qu'il éprouvait en même temps dans le membre fantôme était beaucoup plus accusée que dans l'autre. Inversement si l'on soumet le moignon lui-même à l'action d'un agent physique (chaleur, froid), c'est l'extrémité terminale du membre fantôme qui perçoit plus vivement l'action de cet agent que le tronçon du membre restant.

Mobilité de l'extrémité fantôme. — a) *Mouvements volontaires.* Il n'est pas rare de rencontrer des amputés chez qui la volonté soit sans influence sur les mouvements du membre fantôme; en général ce pouvoir s'atténue à mesure que l'on se rapproche de la disparition de cette illusion. Mais souvent le sujet est capable de vouloir un mouvement et de l'exécuter apparemment ; dans ce cas aussi l'influence de la volonté diminue, à mesure que l'on s'éloigne de l'extrémité et qu'on s'approche de la cicatrice terminale : ainsi, un de nos amputés pouvait très bien mouvoir les orteils, le cou-de-pied, mais non le genou (obs. VII). Les mouvements se réduisent en général à des déplacements partiels des doigts et des orteils; l'amputé peut facilement étendre le doigt fléchi et inversement. Certains doigts, peuvent rester absolument réfractaires à l'influence de la volonté, tandis que d'autres peuvent exécuter très facilement des mouvements même très compliqués. On a souvent observé la flexion de l'avant-bras sur le bras, du pied sur la jambe, mais on a rarement cité des mouvements dans l'articulation du poignet.

L'accomplissement de ces mouvements cause souvent des douleurs au malade et produit une véritable fatigue cérébrale : c'est une preuve que la sensation de ces mouvement est très nette pour lui. Enfin, il y a des sujets qui peuvent produire des mouvements imaginaires bien plus compliqués; ainsi le malade de Charcot se figurait très bien serrer le manche d'un couteau avec sa main imaginaire, et donnait à ses doigts la position qu'il voulait. L'amputé Layet, dans la thèse d'Abbatucci, jouait du tambour avec les doigts sur une table ; il est vrai, que dans ce cas, la main vivante accompagnait la fantôme dans ses mouvements et que le malade, amputé seulement du poignet, avait conservé tous les muscles de l'avant-bras.

Il est intéressant de savoir si l'amputé retrouve à la fin la notion du tact et de la résistance du sol. D'après Weir Mitchell, cette sensation tactile est disparue chez l'amputé ; la notion de la résistance elle-même, lorsqu'elle existe, semble être très vague.

b) Mouvements involontaires. — Le membre fantôme se déplace parfois sans l'intervention de la volonté. Chez l'amputé Charler de notre observation, le restant du tronçon du membre était agité de secousses musculaires, comme une véritable myoclonie ; le fantôme avait également des secousses brusques et inattendues. Parfois ce sont les doigts qui s'étendent et fléchissent involontairement. Même il survient des douleurs par accès que le malade attribue à la flexion forcée des doigts et à l'enfoncement des ongles dans la paume de la main.

Rêves. — Dans les rêves, ils croient à l'existence de leur membre, surtout les amputés des membres inférieurs ; il leur arrive souvent de valser, de sauter un fossé, de courir, ils exécutent tous les mouvements possibles et imaginables qu'ils étaient capables d'exécuter au temps où ils étaient valides. Quelquefois ils se voient privés de leurs jambes et agissent en conséquence ; d'autres fois ils s'imaginent qu'ils sont amputés, mais se conduisent comme s'ils ne l'étaient pas : ainsi il leur arrive souvent de rêver qu'ils marchent ou dansent sans appareils, bien qu'il se rendent compte, même en rêvant, de l'absurdité de cette conception.

Continuité et intermittence de l'illusion. — La notion du tonus musculaire passe par l'habitude dans les centres inférieurs : ce que les psychologues appellent le subconscient. Ainsi, à l'état statique, nous n'avons qu'une conscience très faible de l'existence de nos membres et de toutes les parties du corps en général. Si, par hasard, un agent extérieur ou même un facteur intérieur produit une modification de telle ou telle partie du corps, comme, par exemple, un changement de température, le déplacement d'un segment d'un membre, une douleur localisée, immédiatement toutes ces sensations nouvelles entreront dans le domaine de la conscience. Toutes ces sensations sont reliées entre elles par un lien étroit et associées grâce à des expériences antérieures, de sorte qu'une d'elles peut appeler l'autre, celle-ci la suivante et ainsi de suite jusqu'à ce que la notion du membre apparaisse. Ainsi, toutes les sensations convergent en même temps vers un même point, où elles se fondent, et qui est l'expression absolue de la notion parfaite que nous avons de notre membre.

Après avoir lu ces quelques lignes, on ne s'étonnera pas d'entendre les malades affirmer « qu'ils croient plutôt à l'existence, à la réalité même de leur membre absent qu'à celle de leur membre sain ». L'amputé Luteau, étonné lui-même, me tenait ce même langage. « Je ne sens pas toujours ma main réelle, disait le malade qui a fait l'objet de la leçon de Charcot, tandis que je sens toujours l'autre. »

Un malade de Weir Mitchel affirmait cette conviction dans les termes suivants : « Je ne dirai que la vérité en déclarant que je suis plus sûr de l'existence du membre que j'ai perdu que de celui que j'ai gardé. » Cette sensation nette de l'existence de son membre n'est pas sans aucun danger pour la vie du malade, elle peut être cause d'accidents parfois sérieux qui peuvent même compromettre leur vie. Le membre imaginaire étant beaucoup plus net dans sa conscience que le normal, naturellement il s'en occupe davantage : supposons donc un amputé qui ait perdu son équilibre, il cherchera un point d'appui non pas par la main normale, mais par celle qu'il sent mieux, par la fantôme ; l'appui lui manquant et ne pouvant pas rétablir l'équilibre, une chute survient avec toutes ses conséquences. Weir Mitchell raconte qu'un cavalier amputé d'une main et croyant tenir la bride de cette main, cravacha son cheval de l'autre et se fit jeter par terre. De même un amputé de jambe se levant la nuit pour uriner, chercha à s'appuyer sur son pied fantôme, perdit l'équilibre et fit une chute grave.

Si toutes ces excitations externes ou internes qui arrivent à produire la notion du membre, sont continues, le membre fantôme sera continuellement présent à l'esprit et les sujets conserveront indéfiniment l'illusion de l'existence du membre fantôme. Mais dans la plupart des cas la sensation illusoire n'a pas cette continuité et les amputés ne le sentent que dans certaines conditions déterminées, variables d'ailleurs selon les sujets. Les uns l'oublient le jour et n'en ont la notion précise que la nuit ; d'autres fois elle survient à la suite de fatigues, de douleurs, d'une attention continue, de la compression ou de la section terminale et enfin par diverses influences agissant soit sur le moignon, soit sur l'ensemble de l'organisme. Un des malades de Pitres, amputé de l'index gauche il y a vingt-sept ans, a eu pendant deux ans la sensation continue de l'existence du doigt enlevé ; mais depuis vingt-cinq ans il ne le sent que lorsque, ayant beaucoup travaillé, il éprouve de la fatigue dans la main.

Sous l'influence d'une compression, par exemple par un pilon, les sensations illusoires peuvent éprouver des modifications sensibles.

Ainsi il arrive qu'un amputé de jambe qui sentait son pied fantôme, assez confusément, à la même distance du genou que le pied réel, au moment où il quittait le pilon, le pied fantôme se rapprochait du moignon de 8 à 10 cm. et la sensation devenait plus précise.

Le centre, vers où convergent toutes les sensations et excitations extérieures, représente une collection d'associations diverses pour former une idée, une notion ; cette notion sera précise si on la considère complète. Mais on peut aussi la supposer fragmentée sans que pour cela elle s'évanouisse, et l'on pourrait lui supprimer telle ou telle sensation constituante, par exemple la douleur, sans que pour cela la notion même de la chose qu'elle représente disparaisse ; elle sera moins parfaite, plus confuse. C'est ce qui arrive en général chez les amputés ; à mesure que la cicatrisation s'effectue et que la guérison s'approche le membre fantôme devient de plus en plus confus : la partie intermédiaire disparait d'abord, ensuite l'extrémité.

Il est temps de citer ici une sensation singulière signalée pour la première fois par Guéniot et qui consiste en retrait graduel du pied ou de la main : peu à peu l'extrémité fantôme remonte, le malade éprouve une sensation de raccourcissement progressif des parties amputées, sensation qui produit en lui l'illusion d'un rapprochement graduel de la main ou du pied près de la plaie d'amputation : de sorte qu'à un moment donné, la partie la plus excentrique du membre paraît être appliquée par son extrémité antibrachiale, contre le moignon lui-même, qui à la fin semble s'enfoncer progressivement dans la cicatrice pour y disparaître complètement.

Ce retrait peut se faire très rapidement, comme dans une observation de Rizet. Chez lui, onze jours après l'opération, pendant qu'on le soignait, le malade demandait en riant « si sa main n'était pas dans la plaie ». Comme on n'attachait aucune importance à cette question, le lendemain matin le malade lui disait d'un ton convaincu : « Monsieur le docteur, je vous assure que ma main est dans la plaie, qu'elle entre plus avant dans la cicatrice, et qu'à chaque instant je suis tenté d'arracher mes doigts de l'épaule. »

Mais habituellement ce raccourcissement graduel est beaucoup plus lent à s'accomplir et demande souvent des années.

Pour Guéniot, l'existence de ce phénomène, dans les quelques semaines qui suivent l'opération, est un indice d'un bon état actuel de la plaie et il le considère d'un pronostic favorable pour la guérison complète.

Sensations hétérotopiques. — Nous désignerons avec Guéniot, sous ce nom, toutes les sensations qui, bien que ressenties au niveau du moignon, sont faussement rapportées au membre imaginaire. Nous passerons sous silence un bon nombre de ces sensations précédemment décrites. Mais tandis qu'elles avaient un caractère de spontanéité, celles que nous allons citer ici sont produites artificiellement.

Si l'on comprime le restant du membre par une bande élastique, le membre fantôme s'engourdit d'abord, devient de plus en plus confus et petit, et même il disparaît mais rarement. La compression d'un tronc nerveux au niveau du moignon, produit des fourmillements dans la région du membre absent, à laquelle il se distribuait auparavant : chez un amputé la compression du crural ne provoquait d'engourdissement qu'au côté interne du pied ; chez l'amputé de l'observation VII, qui n'avait qu'une notion très vague de l'existence de la jambe et du genou fantôme, la compression du sciatique au niveau du moignon rendait cette notion beaucoup plus nette.

La piqûre et le pincement au niveau du moignon ont également leur contre-coup sur le membre imaginaire et cela est d'autant plus intéressant, que parfois la piqûre sur la cicatrice est localisée sur l'extrémité fantôme en un point qui varie selon l'endroit où l'aiguille touche la cicatrice : ainsi, chez l'amputé Charler, une piqûre à deux centimètres de distance du bord interne du moignon était douloureusement sentie au pouce, et à trois centimètres correspondait à l'index. Lorsque l'hyperesthésie est excessive, tout contact, le frôlement même des draps du lit si léger qu'il soit, occasionnent des douleurs atroces dans l'extrémité fantôme. Mais ces effets hétérotopiques des piqûres ne sont pas également nets chez tous les amputés. D'après les recherches de Pitres, ils manqueraient même neuf fois sur vingt. Cela dépend du mode d'inclusion des nerfs dans la cicatrice terminale, ce mode d'inclusion étant très variable.

Sensations synesthésiques ou synalgiques. — Il faut entendre par le mot synalgie l'association de deux sensations rapportées à deux points du corps distincts et plus ou moins éloignés, sous l'influence d'une excitation portée sur un seul de ces points. La partie d'où part une irritation douloureuse ou non est appelée par Gourdon de Fromentel *point irrité*; l'autre partie du corps, où est reportée la seconde douleur ressentie à l'occasion de celle développée au point irrité, est appelée *point sympathique*.

Chez l'amputé, tous les actes physiologiques : bâillements, toux, grattage, les efforts de miction, d'érection, de coït, de défécation, une douleur localisée, un ulcère par exemple, peuvent être un point d'irritation et dont le point sympathique est toujours le moignon ou le membre imaginaire suivant que le sentiment de l'extrémité fantôme est plus ou moins net. Souvent, surtout chez les sujets éthyliques, il existe une hyperesthésie généralisée, alors une simple piqûre à n'importe quel point du corps est immédiatement reportée sur le membre fantôme.

A ce propos nous croyons qu'il est intéressant de citer ici une de nos observations personnelles, que voici :

Observation (personnelle)

Rou..., âgé de 20 ans, menuisier, a été victime d'un accident de tramway le 15 décembre 1901. L'avant-bras droit ayant été écrasé, on lui fait l'amputation le même jour, à 8 ou 10 cm, au-dessus du coude.

La sensation du membre fantôme est apparue immédiatement après le sommeil chloroformique et elle persiste depuis.

Il existe quelque douleur dans le membre fantôme ainsi qu'aux extrémités. Les variations de température augmentent l'intensité de ces douleurs. Le malade peut imprimer à volonté toute espèce de mouvements aux doigts fantômes.

Le membre amputé lui paraît raccourci, surtout l'avant-bras ; la main est aussi grande que la main valide.

Douleurs irradiées au niveau du dixième et onzième espace intercostal droit. Secousses involontaires dans la main.

Les pupilles sont inégales : la gauche plus petite. Elles se contractent à la lumière et à l'accommodation ; cette inégalité a persisté durant les trois semaines que nous avons pu suivre le malade dans le service de M. Duplay.

Rien d'intéressant dans les antécédents héréditaires et personnels. Il faut tenir compte du fait suivant : il prend deux litres de vin par jour ainsi que deux ou trois petits verres. Il nie absolument la syphilis.

Sensations synesthésiques. Toute pression ou frottement soit à la tête ou au visage, correspond douloureusement aux doigts absents. Plus le point d'irritation est loin du membre fantôme, moins la douleur est forte ; excepté pour les pieds dont la piqûre est sentie plus douloureusement dans les doigts imaginaires.

Ce qui rend cette observation des plus intéressantes, c'est que toutes les piqûres faites dans la main valide étaient localisées juste au même point dans la main fantôme : c'est ainsi que si l'on venait à piquer la partie moyenne de la phalangine de l'index valide, cette piqûre correspondait dans la main fantôme au même doigt, à la même partie, au même point. De même une pression au niveau de l'éminence hypothénar était sentie au même endroit dans la main fantôme.

Et ainsi pour toute la main y compris tous les doigts et l'avant-bras, jusqu'à peu près deux centimètres audessous du point qui correspondait au moignon sur le bras sain. Quand il serrait avec la main valide un verre ou un cigare, il lui semblait qu'il serrait le même objet avec la main fantôme.

Dans quelle catégorie faut-il ranger ces sensations si curieuses observées chez l'amputé Roumillac et Toysi. Sont-elles de nature synesthésique complexe ? Y a-t-il en même temps un élément hystérique surajouté ? Ou bien l'hyperesthésie généralisée, développée sous l'influence d'un toxique comme l'alcool, a-t-elle pu jouer un rôle dans la production de ces phénomènes ? Nous ferons seulement remarquer que les deux malades Roumillac et Toysi qui présentaient ces troubles sensitifs étaient manifestement éthyliques. Peut-on faire une comparaison entre ce qui se passe chez certains anciens hémiplégiques, savoir : des mouvements volontaires des doigts sains provoquant involontairement des mouvements dans les doigts du côté paralysé. Cependant, une inégalite pupillaire coexistante nous amène à penser à l'existence d'une lésion; mais où la localiser dans ce cas? Faut-il admettre que le centre cilio-spinal ou bien le rameau communiquant du sympathique « Déjérine-Klumpke » est atteint par l'intermédiaire du premier dorsal? En tout cas nous renonçons à donner une explication quelconque laissant cette tâche à d'autres plus compétents que nous.

Douleurs. — Les douleurs dont se plaignent les amputés sont parfois rebelles à tout traitement, elles vont en augmentant et rendent souvent insupportable la vie au malade. Mais quelles en sont les causes, sous quelles influences se produisent-elles, personne ne peut encore en donner une réponse affirmative. Weir Mitchell a très bien observé le rapport qui existe entre les douleurs et la pression, l'humidité et l'électricité atmosphérique, ainsi que la quantité d'ozone dans l'air. Certains des amputés pouvaient prédire plusieurs jours d'avance l'approche de l'orage. Un invalide du nom de Rollandini, rapporte Rizet, qui dans la campagne de Hollande, à la suite d'une marche forcée, eut les pieds gelés et perdit non seulement les orteils, mais aussi une partie des métatarsiens, nous a souvent répété que trois jours avant qu'il fît une gelée blanche ou que la neige couvrît le sol, il pouvait l'annoncer à coup sûr : car c'est seulement alors que dans l'extrémité des moignons il dit supporter d'assez vives douleurs qui ne le quittent que lorsque le temps vient à changer. Hors ces causes, jamais il n'éprouvait le moindre dérangement dans ces extrémités.

Le rapport des névralgies et la quantité de l'ozone dans l'air ne semble pas soumis à une règle déterminée ; tandis qu'on trouve une certaine dépendance entre l'orage et l'accès de ces névralgies. Les faits suivants empruntés à la thèse de Bœrsch nous on paru intéressants à reproduire ici.

Il résulte d'après les renseignements des bureaux météorologiques qu'en général les névralgies devancent les orages : c'est-à-dire avant que le baromètre ait atteint son niveau le plus bas, surtout quand l'orage est accompagné de pluie. Des observations faites aux mois de septembre et d'octobre, on peut déduire que la névralgie est survenue alors que l'orage était encore à 680 milles anglais loin de l'amputé. Si le centre de l'orage, c'est-à-dire là où le baromètre est à son niveau le plus bas, est entouré d'une zone de pluie d'un rayon de 500 à 550 milles anglais et marchant avec l'orage, on peut admettre alors une zone de névralgie de l'orage qui devancerait la zone de pluie de 100 à 150 milles anglais. On voit donc nettement que les seuls facteurs formant l'orage — diminution de la pression atmosphérique, augmentation de la température, l'humidité, le vent — à eux seuls sont incapables de produire les névralgies.

Le rapport de l'électricité avec les névralgies n'est pas constant ; toutefois ces dernières apparaissent quand la lumière boréale est très intense ; peut-être c'est parce que la lumière polaire et l'orage surviennent souvent ensemble.

Les douleurs revêtent parfois la forme névralgique et

peuvent survenir sous formes d'accès à la même heure de la journée ; ainsi un capitaine amputé de la cuisse, qui a fait une auto-observation de trois ans, a dressé un tableau où il indique non seulement le rapport de ses névralgies avec les phénomènes météorologiques, mais aussi il l'a illustré de plusieurs courbes où il indique le moment de l'accès, la durée, ainsi que l'intensité de l'accès dans les différents moment de la journée. La douleur commençait à sept heures du matin et durait jusqu'à onze heures du soir, elle atteignait son maximum à onze heures du matin.

C'est au début seulement que les douleurs des moignons présentent la forme pure de névralgies, caractérisées par des accès francs, à intervalles plus ou moins longs de repos; plus tard elles deviennent continues et par leur puissance et intensité rappellent les caractères des douleurs névritiques : le moignon présente une hyperesthésie très marquée, des douleurs intenses, irradiées, apparaissent tout le long du plexus nerveux. Il survient des troubles trophiques au niveau de la cicatrice terminale, et alors le moindre contact, un simple frôlement, un mouvement communiqué au restant du membre se manifeste dans le membre absent par des douleurs souvent intolérables. D'autres fois les douleurs sont fulgurantes, lancinantes, brûlantes et par tous leurs caractères d'intensité et de brusquerie ne cessent de rappeler les douleurs tabétiques : elles passent comme des éclairs tout le long des trajets nerveux et se manifestent dans les doigts du membre fantôme sous forme de douleur d'arrachement, de déchirure, d'écrasement, de piqûre, arrachant des fois au malade des cris plaintifs, son visage exprime la souffrance; une tristesse s'empare de ces malheureux, la plupart deviennent hypochondriaques et les cas de suicide ne sont pas rares. Dumville, dans la *Gazette médicale* de Londres, cite un cas où les douleurs étaient tellement intenses que l'amputé en est devenu fou.

L'époque de l'apparition de ces douleurs est très variable. Quelquefois elles surviennent immédiatement après l'opération, souvent pendant la cicatrisation, plus rarement quelques années plus tard.

En général ces douleurs ne sont pas continues ; certains amputés ne les sentent que la nuit, d'autres dans la journée. L'amputé Charler nous affirmait que le matin au réveil il ne sentait ni le membre ni les douleurs, mais un quart d'heure après tout recommençait et les douleurs ne le quittaient plus jusqu'à la nuit.

Parfois les douleurs rappellent les sensations éprouvées autrefois dans le membre absent : ainsi dans la thèse d'Abbatucci on trouve un amputé qui bien que débarrassé de la cuisse gauche, souffrait dans le petit orteil de la douleur qu'il avait ressentie autrefois due à la présence d'un cor. La malade de Charcot conservait dans un de ses doigts imaginaires la sensation pénible d'une bague trop serrée qu'il avait été obligé de faire enlever et il ressentait encore la douleur causée par cette petite opération.

COMPLICATIONS

Dans ce chapitre je n'ai pas la prétention de décrire, toutes les complications, qui surviennent au niveau du moignon ; cependant, je ne puis pas passer sous silence, certaines lésions dégénératives, qui atteignent non seulement les troncs nerveux, mais encore peuvent monter jusqu'à la moelle, et produire des altérations bien définies.

Dans un moignon douloureux, il n'est pas rare de voir des douleurs irradiées, vers les diverses régions du corps ; parfois ces douleurs sont dues à la propagation d'un foyer douloureux, d'autres enfin sont absolument indépendantes et ne sont que l'expression de l'état général du sujet, neurasthénie par exemple.

Myélites. — D'autres fois, sans qu'aucun signe précurseur n'éveille l'attention du médecin, on constate d'abord l'extension de la douleur, surviennent ensuite : paralysie, des sphincters, des escharres, voire tous les symptômes de myélite. L'observation de Charcot en est une remarquable exemple : « Un homme de cinquante ans, amputé à l'âge de vingt ans de la cuisse gauche, ressentait depuis plusieurs mois des douleurs vives, des fourmillements et parfois des soubresauts, lorsqu'un beau jour survient de la paralysie vésicale, et des douleurs lombaires. Le membre inférieur fut pris peu après de douleurs et de fourmillements, en même temps que le moignon se paralysait. Les phénomènes s'amendèrent, le malade put remarcher, mais toujours garda une rigidité permanente par contraction du membre inférieur non amputé. »

Ainsi donc insidieusement s'est établie une myélite transverse ; on peut supposer, qu'une névrite du moignon se propageant jusqu'au centre, a été la cause de cette altération.

D'ailleurs la myélite coïncide toujours, avec une névrite des nerfs des moignons ; le malade de M. Nepveu, qui se trouvait dans un état semblable et sur lequel l'examen histologique a été fait, confirme ces données.

Chez le malade de Charcot, un amputé de jambe, les phénomènes paralytiques ont été observés également du côté du rectum et de la vessie, indiquant que la névrite ascendante avait gagné la moelle et réfléchissait sur les plexus pelviens. La trépidation du membre non amputé s'ensuivit.

Gross dans son *Traité de clinique*, signale l'incontinence de l'urine comme un accident consécutif de certaines amputations de cuisse. Weir Mitchell signale, également deux cas de ce genre. Guéniot dans le *Journal de physiologie*, cite l'observation d'une femme, qui présentait le même symptôme à la suite d'une amputation du bras, à la racine du membre. Une observation de ce genre se trouve encore dans la thèse d'Etienne.

Mais chose plus étrange, il existe une observation de Frykmann qui prouve, que l'altération, au lieu de se fixer sur l'extrémité inférieure de la moelle (myélite transverse de Charcot), peut remonter le long du cordon correspondant (myélite unilatérale ascendante). Dans ce cas, c'est le membre supérieur du même côté, qui se prend à son tour : « Un amputé de la jambe droite, sept ans après l'amputation, vit survenir des crampes tétaniques du moignon, qui remontèrent à la cuisse, puis au bras du même côté. Rien n'y fit d'une façon durable ; Frykmann pratiqua la neurectomie du tibial ; l'amélioration dura peu. Les attaques reparurent un mois après avec une telle violence que la mort s'ensuivit. »

Chorée des moignons. — Quand les désordres empiètent sur le domaine des nerfs moteurs, apparaissent d'abord des contractions fibrillaires dans le restant du membre, puis des secousses musculaires en masse. Les muscles se trouvent ainsi dans un état d'équilibre instable, surtout quand on y porte attention ; cette irritabilité s'accentue quand on comprime les nerfs, ou même quand on les touche. Ces mouvements ne se localisent pas au moignon, ils ont leur répercussion sur le membre fantôme et dans tous les muscles de l'économie ; alors le malade accuse des secousses involontaires et des mouvements choréiformes dans le membre fantôme. Chez un amputé de Weir Mitchell, un effort quelconque suffisait à faire éclater un mouvement, qui se propageait jusqu'à l'épaule ; il y avait aussi de légers tiraillements de la face, ainsi que des irrégularités accidentelles dans les muscles du larynx, d'où quelques difficultés d'élocution.

A quoi peut-on attribuer ce jeu désordonné des muscles? Il nous semble que l'hystérie a une grande part dans ces phénomènes : l'histoire citée par Weir Mitchell en est une preuve remarquable : Un colonel amputé de la main présentait des mouvements spasmodiques et un tremblement généralisé à tous les muscles de l'avant-bras, à l'exception du groupe des extenseurs. Huit mois après l'amputation, on signale des mouvements choréiques non seulement aux muscles de l'avant-bras, mais encore sur le deltoïde et sur les pectoraux. Une seule fois, il s'aperçut que son bras avait cessé sa danse désordonnée. C'était à la bataille de Cédar Mountain; son régiment était en grave danger d'être pris. Il fraya un chemin à travers l'ennemi et sauva ses troupes. Pendant les deux ou trois heures de cette lutte incertaine, où il resta constamment exposé au feu, ses hommes observèrent que les mouvements de son bras avaient cessé et que le membre pendait inerte le long du corps.

Ainsi donc une émotion forte peut arrêter, chez certains sujets, ces mouvements involontaires et incoordonnés des muscles, et les provoquer chez d'autres. Ce tressautement s'accusait chez l'amputé Charler du n° 5 de notre observation, quand il était émotionné.

Crises épileptiformes. — Dans quelques cas, les malades accusent des crampes fortes, des crispements dans les doigts, rappelant en tout point la tétanie. D'autres fois ils décrivent des crises épileptiques partielles, limitées à la main et à l'avant-bras du membre fantôme. Le malade du professeur Raymond présentait très nettement des crises épileptiques bravais-jacksoniennes qui ne restaient pas localisées au membre fantôme, mais se propageaient également sur le membre inférieur, ainsi que sur les muscles de la mâchoire ; l'aura de ces crises partait du membre fantôme.

A quoi peut-on attribuer ces crises ? Faut-il invoquer une action réflexe, partant d'une lésion irritative des nerfs du moignon, analogue à l'épilepsie provoquée chez les cobayes par la lésion du nerf sciatique (Brown-Séquard) ? Peut-être. Faut-il les ranger au contraire, dans la catégorie des épilepsies toxiques? Mais quelle est la toxine? Il est incontestable qu'il se passe une modification intime, dans les cellules de l'organisme tout entier, à la suite de la suppression d'un membre ; mais nous ne la connaissons pas. Ou bien faut-il admettre un trouble circulatoire de l'écorce encéphalique ? mais une hyperhémie ou une anémie localisée, évoque à l'esprit soit l'action d'un réflexe simple, soit l'action d'une toxine sur les vaso-constricteurs ou vaso-dilatateurs de ce territoire ; nous tombons ainsi comme précédemment dans l'ignorance.

Pourtant le trouble circulatoire avec la théorie de l'action réflexe nous paraît le plus probable. Ne peut-on pas évoquer un autre mécanisme ? Suivant la loi de la pathologie générale, « tout organe qui ne fonctionne pas s'atrophie.» Or, dans le territoire prérolandique, les parties destinées au membre retranché doivent fatalement suivre cette loi. Probablement les artères de ce territoire doivent subir la même transformation que dans le restant du membre retranché : c'est-à-dire présenter une diminution du calibre et se transformer même en un cordon fibreux. Cette diminution probable du calibre des vaisseaux doit amener une anémie locale, qui peut être considérée comme la cause de ces crises partielles, localisées à la main et à l'avant-bras. Pour expliquer l'épilepsie bravais-jacksonienne, on pourrait à la rigueur admettre une extension de l'anémie ; mais l'action réflexe peut donner une explication plus satisfaisante.

Crises hystériques. — L'hystérie peut apparaître à l'occasion des douleurs chez les névropathes héréditaires et imprimer un cachet particulier à leurs souffrances.

PATHOGENIE

Avant d'aborder la question elle-même, il nous semble d'un grand intérêt de traiter sommairement une des fonctions principales de l'intelligence, c'est-à dire la mémoire, d'indiquer le processus normal de la perception sensitive, ainsi que les conditions indispensables à la production des hallucinations.

La mémoire consiste dans ce contact en apparence immédiat de l'esprit avec un passé disparu : elle est comme une résurrection du passé enseveli. Tout souvenir se produit au moyen d'une image mentale présente, qui nous revient avec un certain degré de vivacité et s'identifie instantanément avec quelques événements passés. En général, cette opération d'identification se trouve légitime, car les impressions réelles sont la source la plus féconde et la plus commune de ces images mnémoniques.

La mémoire dans son expression la plus élémentaire comprend deux choses, la possibilité de conserver les impressions et de pouvoir les reproduire.

Si l'on examine comment les mouvements automatiques primitifs sont acquis, fixés et reproduits, on voit que le premier travail consiste à former des associations. La matière première est formée par les réflexes primitifs ; il s'agit de les grouper d'une certaine manière, d'en combiner quelques-uns à l'exclusion des autres. Tous, quand nous exerçons pour la première fois un acte musculaire, nous dépensons une grande quantité d'énergie superflue, que nous apprenons graduellement à restreindre au nécessaire. C'est par l'exercice que les mouvements appropriés se fixent à l'exclusion des autres. Il se forme dans les éléments nerveux correspondant aux organes moteurs des associations dynamiques plus ou moins stables (c'est-à-dire une mémoire), qui s'ajoutent aux associations anatomiques primitives et permanentes.

Ainsi la mémoire organique ne suppose pas seulement une modification des éléments nerveux, mais la formation entre eux d'associations déterminées pour chaque événement particulier, l'établissement de certaines associations dynamiques qui, par la répétition, deviennent aussi stables que les connexions anatomiques primitives.

Mais une mémoire parfaite complexe comprend une nouveau mode d'opération, c'est la localisation dans le temps. Ce report dans le passé d'une image implique la conscience ; donc la mémoire complète est toujours consciente. Ce dernier élément (localisation dans le temps) est exclusivement psychologique et se montre comme surajouté aux autres. Il est même instable.

Nous pouvons donc résumer avec Ribot : « La mémoire est une fonction générale du système nerveux. Elle a pour base la propriété, qu'ont les éléments nerveux de conserver une modification reçue et de former des associations. Ces associations, résultats de l'expérience, peuvent être appelées dynamiques, pour les distinguer des associations naturelles ou anatomiques. » Ainsi chacune de ces associations renferme les conditions d'existence des états de conscience. La mémoire a donc des bases statiques et des bases dynamiques. Sa puissance est en raison de leur nombre et de leur stabilité.

Nous arrivons à un autre fait de la mémoire qui peut nous expliquer en grande partie cette disposition graduelle de la sensation du membre absent, je veux parler du racourcissement de la mémoire.

A mesure que le présent entre dans le passé, les états de la conscience disparaissent et s'effacent. Revus à quelques jours de distance, ce qui en reste est peu de chose ou rien ; la plupart ont sombré dans un néant, d'où ils ne sortiront plus. Ainsi, tout souvenir, si net qu'il soit, subit un énorme raccourcissement ; ce fait est indiscutable et se produit toujours. Nous cherchons à nous représenter l'histoire de notre vie individuelle, le même intervalle il y a dix ans nous paraît beaucoup plus court qu'il y a deux ans.

Donc une des conditions de la mémoire, c'est l'oubli. Sans l'oubli total, dit Ribot, d'un nombre prodigieux d'états de conscience et l'oubli momentané d'un grand nombre, nous ne pourrions nous souvenir. L'oubli, sauf dans certains cas, n'est pas une maladie de la mémoire, mais une condition de sa santé et de sa vie.

Hallucination. — L'hallucination peut être considérée comme un délire des organes sensoriels et sensitifs. Esquirol qui, le premier, l'a étudiée d'une façon approfondie, distingue dans ces phénomènes deux sortes de processus :

1° hallucination ; 2° illusion. Kraft-Ebing donne la différence entre ces deux processus de la façon suivante : dans l'hallucination aucune excitation sensitive extérieure n'a amené la perception sensorielle (subjective), tandis que dans l'illusion une excitation de l'appareil sensoriel périphérique venue de dehors et ayant surgi spontanément, a été altérée en se rendant à l'organe de perception et arrive faussée dans la conscience.

Pour comprendre comment se produit une hallucination, il faut étudier le processus normal de la perception sensitive. Or, cet acte de perception se décompose en trois temps.

1° La réception de l'ébranlement de l'extrémité terminale des nerfs sensitifs ou sensoriels, causé par un excitant physique extérieur et la transmission aux centres de ce processus moteur par des nerfs centripètes correspondants ;

2° La transformation de cet ébranlement dans les centres subcorticaux en une sensation ;

3° La transmission de ce processus moteur, déjà modifié dans le centre subcortical en sensation, au centre sensoriel cortical.

Les modifications de ce centre terminal auront leur contre-coup pour l'interprétation de cette sensation. Si l'esprit est inattentif (n'est pas éveillé), cette sensation arrivera dans le champ de la conscience sous forme d'un sentiment vague dont la nature véritable restera inconnue. Lorsqu'au contraire l'organe de la perception se trouvera dans une tension psychique constante, je veux dire attentif, éveillé et s'il y a des associations dynamiques de la mémoire, c'est-à-dire des images sensitives de souvenir, ce processus d'excitation arrivant dans le centre cortical, provoquera le réveil de ces images.

Il n'est pas besoin que toutes les images soient éveillées conjointement pour former la mémoire tout entière, une seule suffit souvent et au moyen des associations dynamiques on arrive à évoquer tout le reste. La perception, c'est-à-dire l'interprétation d'une impression sensitive ou sensorielle comme image de souvenir d'une impression antérieure, ainsi formée entre dans le champ de la conscience et selon la loi de la projection, est rapportée à la source d'origine.

Ce processus de la perception, qui nous paraît très compliqué, est absolument inconscient pour nous; ce n'est que le résultat qui nous arrive dans la conscience.

Après avoir succinctement rappelé ces questions, il nous sera maintenant très facile de comprendre les faits traités dans le chapitre suivant où nous tâcherons d'expliquer aussi clairement que possible la source de ces sensations hallucinatoires des amputés.

Deux principales théories sont en présence pour expliquer ces phénomènes hallucinatoires des amputés. L'une admet que l'illusion est centrale, psychique, pour l'autre au contraire elle serait d'origine périphérique, causée par l'excitation des terminaisons nerveuses. Pour la première ce serait donc un effet de l'habitude, une extériorisation des sensations antérieures perçues, qui, fixées dans la mémoire par des associations dynamiques, sont passées dans le domaine du subconscient, en un mot une illusion de la mémoire. Pour la seconde le rôle principal serait dévolu à la périphérie et cette hallucination des amputés serait causée et entretenue par l'irritation incessante des nerfs du moignon.

La théorie généralement admise par tous les physiologistes modernes est celle qui attribue aux nerfs périphériques cette sensation illusoire. Elle s'appuie sur deux lois formulées par Müller relatives à la transmission des impressions sensitives. La première est énoncée en ces termes :

« Lorsqu'un tronc nerveux est irrité, toutes les parties qui en reçoivent les branches, ont le sentiment de l'irritation et l'effet est alors le même que si les dernières ramifications de ce nerf avaient été irritées toutes à la fois. »

La seconde loi découle naturellement de ce principe et n'est que l'application aux cas qui nous occupent du principe posé dans la première ; elle est conçue ainsi :

« Lorsque le membre dans lequel se répand un tronc nerveux a été enlevé par une amputation, ce tronc, attendu qu'il renferme l'ensemble de toutes les fibres primitivement raccourcies, peut avoir les mêmes sensations que s'il existait encore. »

Bernstein dans son livre intitulé *Les Sens* résume ainsi la question : « Dans le moignon du membre amputé, on rencontre des troncs nerveux coupés, qui fournissent les filets sensibles à tout le membre. Or, dans la cicatrice guérie il existe souvent des causes d'irritation pour les troncs nerveux et comme cette excitation nerveuse est projetée au cerveau, elle produit une sensation et réveille en même temps, par l'habitude pour ainsi dire, l'image de la partie du corps où les filaments nerveux se terminent naturellement. Le cerveau transporte alors par l'habitude acquise, cette sensation dans le membre du corps d'où partent les nerfs excités, même lorsque ce membre n'existe plus. »

Peut-on affirmer par ces données que ces sensations hallucinatoires sont subordonnées exclusivement à l'excitation des nerfs périphériques ? Doit-on refuser un rôle actif au système nerveux central ? Pour répondre à ces questions, il faut étudier séparément les expériences portant sur le moignon et les diverses sensations et en tirer des arguments en faveur de l'une ou de l'autre théorie.

A) *Les preuves en faveur de l'origine périphérique des illusions. 1° Modifications subies par le membre fantôme dans les diverses expériences faites sur le moignon.* — Ce sont des faits d'observation courante que chez les amputés, le changement de température survenu au niveau du moignon se répercute sur le membre absent ; de même une démangeaison au niveau des doigts fantômes calmée par le grattage du moignon.

Le refroidissement du moignon avec de l'éther ou par un jet de chlorure de méthyle, produit d'abord des fourmillements dans la main absente qui, finalement, s'engourdit profondément. L'application d'une ligature élastique produit le même effet. Chez un de nos amputés de la cuisse, la compression du tronc du nerf sciatique produisait l'engourdissement dans le territoire de distribution de ce nerf, c'est-à-dire à tous les orteils excepté le bord interne du gros orteil.

La piqûre également est douloureusement sentie au niveau du membre fantôme.

Ces faits hétérotopiques très importants en eux-mêmes, témoignent de l'exactitude de la loi de Müller, car ils montrent d'une façon évidente, que les filets nerveux compris dans la cicatrice conservent toute leur indépendance fonctionnelle et que l'excitation isolée de chacun d'eux donne lieu à des sensations bien distinctes qui sont rapportées par les amputés aux extrémités périphériques des nerfs amputés.

De même ces lois expliquent un autre phénomène hétérotopique fort curieux; quand le moignon du sujet est en transpiration, il sent avec netteté les gouttelettes de sueur perler et glisser sur la main absente, comme chez l'amputé de notre observation.

L'action des courants électriques sur les moignons fournit encore un nouvel argument à la théorie. Chez les sujets qui ont la sensation illusoire, sous l'influence de l'électricité, la notion du membre fantôme devient plus nette, plus précise, et si l'extrémité terminale paraissait rapetissée, elle redevient volumineuse et reprend sa position normale.

Si le courant est intense, il détermine en même temps que la reviviscence de la sensation, un engourdissement douloureux de l'extrémité fantôme.

Un autre phénomène fort curieux, signalé pour la première fois par Weir Mitchel, c'est la réapparition de l'illusion du membre absent, disparu depuis longtemps, sous l'influence des courants faradiques. « Récemment, dit-il, j'électrisai ainsi un homme qui avait subi une désarticulation de l'épaule, sans l'avoir averti du résultat possible de cette opération. Depuis deux ans, il avait cessé de ressentir l'illusion de la présence de son bras. Au moment où le courant électrique traverse le plexus brachial : « Ah ! ma main ! ma main ! » se mit-il à crier, et il faisait des efforts pour saisir le bras absent. Le fantôme que j'avais évoqué disparut rapidement : mais l'homme restait stupéfait du caractère de frappante réalité qu'il avait revêtu. »

L'action de la cocaïne. — De même qu'au gré de la volonté, on pouvait procéder à la réapparition des sensations illusoires du membre par les courants faradiques, de même il serait intéressant et d'une importance capitale en faveur de la théorie périphérique de faire disparaître par un moyen quelconque les sensations hallucinatoires. C'est ce qu'essaya M. Pitres ; il a eu l'ingénieuse idée de faire des injections de cocaïne dans les cicatrices des moignons et en anesthésiant ainsi assez profondément les nerfs sous-jacents à la cicatrice il a atteint le résultat voulu.

Il injectait sous la cicatrice un centimètre cube de solution de cocaïne à 1/100 ; après quelques minutes quand la douleur produite par la piqûre était passée, la sensation du fantôme s'atténuait rapidement et elle disparaissait tout à fait. Elle revenait graduellement un peu plus tard, à mesure que le liquide injecté se résorbait. Tant que durait le phénomène de la disparition du fantôme, les sujets ne localisaient aucune sensation dans le membre absent. Les piqûres de la cicatrice n'étaient plus perçues dans l'extrémité fantôme, les mouvements imaginaires des doigts et des orteils étaient totalement abolis. Le sujet qui croyait auparavant pouvoir exécuter des mouvements des doigts ou des orteils n'en était plus capable.

Après lui, M. le professeur Raymond répéta cette expérience sur un amputé, mais il n'est pas arrivé à faire disparaître la notion du membre ; d'abord, il y a eu une excitation des mouvements perçus dans les membres absents, puis la perception de ces mêmes sensations est devenue moins précise, « barbouillée, diffuse, » suivant les propres expressions du malade.

M. Raymond explique cet échec dans les termes suivants : « Les piqûres disposées le long de la cicatrice n'ont pu certainement atteindre les filets nerveux plus profonds, peut-être très éloignés, car le névrome qu'on sent à la palpation, est situé à trois travers de doigt au-dessus de l'extrémité du moignon, d'où partent les impressions localisées ensuite à la périphérie. »

M. Sicard et moi, nous avons répété ensemble, ces expériences originales de Pitres, nous ne sommes pas arrivés au même résultat.

Avant l'expérience, tout contact au niveau de la cicatrice était senti comme un fourmillement dans les doigts et la piqûre sur la cicatrice était localisée sur l'extrémité fantôme en un point qui variait selon l'endroit où l'aiguille touchait la cicatrice.

Nous injectons sous la cicatrice progressivement jusqu'à 4 centimètres de cocaïne ; survint une anesthésie au niveau de la cicatrice ; les piqûres ne sont plus ressenties et par conséquent ne sont plus rapportées aux doigts absents ; malgré cette anesthésie la notion du membre persiste comme auparavant, nous ne sommes même pas arrivés à la rendre diffuse.

Cependant, il faut avouer que la pression du tronc nerveux principal 5-6 centimètres au-dessus de la cicatrice était douloureuse et se propageait vers les doigts absents bien que très faiblement. Comment expliquer cet échec ? Faut-il en déduire que les conclusions de nos illustres maîtres, de Pitres et de Raymond, sont erronées ? Loin de nous cette pensée ; au contraire, nous croyons fermement que c'en est une affirmation et voilà comment. Dans le cas du professeur Raymond il existait un névrome 3 centimètres au-dessus de la cicatrice, ce qui pouvait expliquer la non-disparition complète du membre. Chez notre amputé on pouvait être affirmatif de la non-existence de ces névromes, au moins au palper, mais pouvait-on l'être de même quant à l'existence d'une lésion ? Evidemment non ; au contraire, on pouvait être presque certain d'être en présence d'une lésion névritique, puisque le tronc nerveux était douloureux à une certaine distance de la cicatrice. Donc pour nous la douleur de notre amputé était due d'abord à une lésion névritique à marche ascendante ayant déjà atteint une certaine hauteur, et à un état mental particulier survenu chez un dégénéré.

Ainsi une simple injection de cocaïne nous a paru permettre de diagnostiquer la lésion de notre malade, et nous allons voir dans le chapitre *Diagnostic* les indications qu'on peut en tirer.

Cette disparition et réapparition du membre fantôme au gré de l'observateur, ne montre-t-elle pas suffisamment le lien étroit qui existe entre l'excitation des nerfs de la cicatrice et l'image hallucinatoire?

Le rôle du système nerveux central. — Le fait que les amputés exécutent des mouvements volontaires dans l'extrémité du membre fantôme a donné lieu à bien des interprétations. Weir Mitchel conclut en ces termes: « La volonté de mouvoir certaines parties est accompagnée de conditions mentales qui représentent devant la conscience le mouvement lui-même, la force avec laquelle il s'accomplit et la série des changements de position dont il se compose », et il en déduit en définitive que l'idée que se font généralement les physiologistes de la nature centripète du sens musculaire est erronée; car « la volonté du mouvement et la conscience de ce mouvement sont des faits contemporains, s'accomplissant simultanément dans les centres nerveux. » Charcot admet en grande partie les idées de Weir Mitchel; pour lui « les mouvements que le malade imprime à son moignon quand il veut se représenter un mouvement particulier sont vraiment bien sommaires; ils ne paraissent pas affecter tel ou tel nerf en particulier; l'illusion de l'élection volontaire d'un mouvement à produire et de l'exécution de ce mouvement est donc très certainement par dessus tout un phénomène central par excellence »; et plus loin il affirme cette manière de voir: « la représentation mentale motrice, qui précède nécessairement l'accomplissement de tout mouvement volontaire, est bien un phénomène primitif central et non la conséquence immédiate de notions kinesthésiques, résultant de l'accomplissement du mouvement s'effectuant déjà ».

La sensation d'innervation centrale une fois prouvée devrait être une grande objection faite à la théorie périphérique. Cette opinion est émise par Bain et soutenue également par Helmholz et par Bernstein. Pour eux, nous n'avons pas seulement la sensation du mouvement exécuté, mais encore celle du mouvement voulu ; la sensation de contraction est liée directement à l'innervation motrice ; nous percevons l'intention avant le fait ; la notion de la contraction est antérieure et non consécutive au mouvement.

Cependant la plupart des physiologistes et des psychologues modernes repoussent la théorie de Bain comprise sous cette forme absolue ; pour eux l'existence des nerfs sensitifs, musculaires, tactiles, articulaires, etc., peut expliquer suffisamment tous les phénomènes de sens musculaire, alors l'existence du sentiment d'innervation centrale devient inadmissible. En somme, comme pour les autres sensations le sens musculaire ne serait qu'une somme de sensations afférentes.

Mais comment expliquer sans admettre l'innervation centrale, ce pouvoir de produire des sensations motrices ? En effet, la volonté d'exécuter un mouvement est accompagnée d'un effort d'intensité variable, et cet effort, si minime soit-il, imprime toujours un changement plus ou moins accusé dans les rapports normaux de nos parties constituantes ; le tonus dans lequel se trouvent tous les muscles de l'économie n'est plus le même, il y a toujours quelque chose de changé, et ces changements seraient l'origine des sensations centripètes.

Un mot encore avant de terminer ce chapitre. L'ébranlement produit sous l'influence de l'excitation se transmet par le nerf jusqu'au centre sensitif; comme le fait très bien remarquer Beaunis, jusqu'à l'arrivée de l'excitation à cette cellule il n'y a pas de sensation, il n'y a qu'une transmission dont nous n'avons pas conscience, la sensation c'est la modification de l'ébranlement produite par la cellule sensitive. La sensation est donc exclusivement centrale.

Or, si l'agent provocateur est périphérique, le créateur en est dans les centres.

Le fait seul que la mémoire est une fonction éminemment centrale suffit à montrer clairement la part prépondérante des centres corticaux dans la représentation du membre absent; et il est logique d'en conclure qu'une modification quelconque de celui-ci puisse amener un changement dans celui-là. Supposons par exemple comme Tamburini un certain éréthisme de ces centres. « Quand cet éréthisme est suffisant, l'image tonale surgit comme si elle était provoquée par une impression périphérique et elle retentit sur les centres supérieurs avec tous les caractères de sensations normales. »

Si, dans certains cas, l'excitation d'origine centrale est indiscutable, il est non moins incontestable que la sensation produite ne se présente dans le champ de la conscience que d'une façon très vague ; le rôle de la périphérie serait de préciser cette sensation.

De même, les hallucinations peuvent avoir une origine ou périphérique ou centrale. Leur point de départ peut se trouver dans ces sensations subjectives qui tiennent à certains processus originaires des parties périphériques du système nerveux. Ou bien ils prennent naissance d'une certaine activité extraordinaire des sens ; dans ce cas c'est l'activité automatique des centres qui doit être regardée en partie ou en totalité comme la cause physiologique du phénomène. Baillarger appelle les hallucinations de la première classe « psycho-sensorielles », celles de la seconde purement « psychiques ».

Les causes des hallucinations citées par tous les pathologistes justifient pleinement cette manière de voir. Pour qu'une hallucination se produise, il faut : 1° une maladie locale de l'organe du sens, 2° un profond épuisement de l'esprit ou du corps, 3° des états émotionnels morbides, etc., etc.

Ces faits prouvent que l'excitation périphérique marche de pair avec un désordre central, et que l'un sans l'autre ne reproduirait qu'une sensation bien vague.

Encore un fait qui plaide en faveur de l'origine centrale de la représentation du membre fantôme, c'est ce fait curieux signalé d'abord par Guéniot. Si, à la rigueur, on pouvait expliquer par les conditions locales l'illusion continue du membre fantôme, le processus de la cicatrisation ne suffit plus à expliquer cette rétraction graduelle du membre fantôme dans le moignon.

Pour trouver une explication satisfaisante, il faut s'adresser aux phénomènes intellectuels, au souvenir surtout. Nous avons vu que la mémoire consiste dans la reproduction de sensations diverses antérieurement éprouvées ; c'est-à-dire que les détails de cet acte de combinaison sont tirés de l'accumulation de souvenirs intellectuels, à laquelle notre esprit qui se développe, ajoute sans cesse.

A l'état normal les impressions les plus fortes nous viennent des extrémités des membres et des surfaces articulaires ; les parties intermédiaires au contraire ne se présentent que d'une façon très vague dans le champ de la conscience; les associations dynamiques qu'ils forment dans le cerveau sont très stables pour les premiers, et moins pour les seconds. Or, une fois le membre amputé, par habitude et auto-observation, le cerveau normal arrive à supprimer peu à peu toutes ces associations organiques ; d'abord ce sont les faibles qui disparaissent, c'est-à-dire les parties intermédiaires des membres. Il ne reste à un moment donné que l'empreinte de l'extrémité terminale, et alors toutes les sensations sont exclusivement rapportées à l'extrémité terminale, mains ou pieds. D'autre part le moignon étant de toutes les parties visibles la plus éloignée qui puisse recevoir l'impression tactile ou douloureuse, le sensorium s'habitue peu à peu à associer la main perdue avec le moignon, point le plus éloigné sur lequel agissent les contacts, que la main semble recevoir.

Maintenant il est facile de concevoir que si l'on substitue au membre absent un membre artificiel, le sens de la vue pourra rapporter la sensation éprouvée par la main ou le pied à leur véritable situation. Enfin la réapparition sous l'influence d'une attaque hystérique du membre fantôme déjà disparu comme dans une observation de Pitres, n'est-elle pas en faveur de l'origine centrale de l'excitation ? Peut-être une hyperesthésie excessive au niveau du moignon pourrait-elle expliquer ce fait, cependant on n'a pu trouver rien de net à ce sujet dans l'observation.

Dans ces faits il nous semble impossible de ne pas trouver une action du système nerveux central.

Etat mental des amputés. — La plupart des malades acceptent leur infirmité avec une résignation sage ; chez d'autres au contraire il survient une perturbation plus ou moins prononcée dans leur mécanisme mental.

Pitres a décrit un état mental particulier, qu'il considère comme assez fréquent. Il consiste à ce que les amputés se préoccupent outre mesure de leur moignon. Ils l'entourent de soins méticuleux, le protègent, avec des précautions exagérées contre les contacts étrangers. Ils refusent de le laisser toucher et même de le montrer, enfin certains de ces malheureux ont honte de leur mutilation et consacrent tous leurs efforts à la cacher aux étrangers.

Cet état mental ne nous a pas paru aussi fréquent que le dit Pitres ; sur 20 amputés que nous avons eu l'occasion d'examiner un seul nous paraissait rougir quand on découvrait son moignon devant les personnes étrangères.

Ce qu'il faut considérer surtout c'est la dégénérescence mentale, la tare névropathique acquise, qui imprime souvent un cachet particulier à leurs hallucinations.

Les habitudes mentales de l'amputé impriment certaines directions bien déterminées à des impressions de diverses espèces. Les illusions prennent des caractères spéciaux, suivant les tendances organiques de l'esprit. Toute la vie mentale passée, avec la teinte particulière de son expérience, les émotions dominantes, la tournure d'imagination habituelle, tout cela sert à donner une couleur particulière aux impressions nouvelles et à favoriser ainsi l'illusion. Il y a une sorte d'équation personnelle pour la perception, un coefficient d'erreur qui exprime une déviation de la manière ordinaire et moyenne de voir les choses extérieures, et qui résulte du tempérament de l'individu, de ses habitudes d'esprit particulières.

Dans un cerveau absolument sain, cette influence du tempérament et des habitudes mentales sur la perception est naturellement fort limitée ; elle apparaît plus distinctement dans un état anormal de l'esprit, chez les déséquilibrés mentaux, par exemple.

L'effet de toute excitation émotionnelle est de donner une vivacité et une persistance extraordinaire aux idées qui y répondent. Par l'effet de cette circonstance, dès que l'esprit sera sous la domination temporaire d'un sentiment, il sera particulièrement disposé à interpréter les objets à l'aide d'images qui s'accordent avec son émotion. Ainsi un amputé qui est dans l'attente anxieuse de la douleur, sera prêt à sentir une douleur intense, toutes les fois que l'impression actuellement perçue aura la moindre ressemblance avec une excitation de ce genre.

Mais chose importante, à mesure que cette impulsion imaginaire, préexistante, devient plus puissante, à mesure aussi la force réelle de l'impression nécessaire à transformer l'image mentale en perception illusoire devient plus faible.

Chez un névropathe héréditaire ou acquis, un hystérique, un épileptique, un déséquilibré, enfin chez tous ceux qui ont quelques tares plus ou moins prononcées de dégénérescence mentale, peut survenir facilement, sous l'influence de la sensation du membre fantôme qui paraît absurde, de quelques douleurs persistantes, mêmes fugitives au niveau du moignon, un état d'esprit très spécial ; le sujet devient irritable, morne, triste, une sorte d'hypochondrie s'empare de lui, compliquée bientôt d'une hyperesthésie générale ; alors la moindre sensation désagréable au niveau de la cicatrice est douloureusement perçue par le malade, une douleur minime produit en lui des souffrances atroces, enfin toutes les excitations périphériques lui paraissent pour ainsi dire décuplées.

PATHOGÉNIE DE LA DOULEUR

Les névralgies du moignon ont depuis longtemps excité la curiosité des médecins et, dans tous les temps, ils se sont appliqués à rechercher leur cause : mais ce n'est que dans la seconde moitié du XIXe siècle qu'on a pu apporter quelque lumière, émettre des notions plus précises, qui sont encore bien loin d'élucider entièrement la question.

La prédominance de l'élément douleur devait immédiatement évoquer à l'esprit la lésion d'un tronc nerveux ; aussi est-ce déjà depuis longtemps qu'on a incriminé les nerfs comme cause première de ces névralgies. Mais en quoi consistait cette lésion ? Les discussions ardentes de chirurgiens éminents, les efforts persévérants des maîtres les plus distingués n'ont pas pu aboutir à une conclusion définitive. Chacun a sa manière de voir et d'interpréter ces phénomènes ; je m'efforcerai de les citer en détail.

Inclusion cicatricielle. — Pour Chalot, la névralgie serait la conséquence des lésions irritatives et inflammatoires des nerfs du moignon, liées au processus cicatriciel de la plaie et à la rétraction de la cicatrice.

Verneuil croit que l'inclusion cicatricielle joue un grand rôle dans la production de ces névralgies et, en reprenant les idées de Langhans, conseille comme moyen prophylactique de sectionner les nerfs au-dessus de la surface de section des parties molles.

Cette hypothèse a été chaudement défendue en Allemagne par Wetzel et ses élèves, notamment Ebbinghaus. Pitres s'est rangé également à cette manière de voir. Mais cette opinion de Chalot et de Verneuil, toute séduisante qu'elle soit, ne peut être appuyée sur des preuves suffisamment solides. D'abord pourquoi ne voit-on l'apparition de ces douleurs que dans un nombre relativement restreint ? Et puis ne voit-on pas souvent les accidents éclater dans les jours qui suivent l'opération, avant que le travail cicatriciel ait commencé ? Enfin, la plupart des chirurgiens n'ont pas obtenu les résultats heureux de Verneuil par l'application de ce moyen prophylactique.

Ligature artérielle. — On peut raisonner comme précédemment pour la théorie qui prétend que la douleur est due à la compression du filet nerveux compris dans la ligature artérielle. Les ligatures nerveuses ne doivent pas être rares, même dans la pratique des chirurgiens habiles, tandis que le nombre des névrites est heureusement très rare.

Théorie de Swan. — Swan invoque comme cause de ces douleurs surtout le tiraillement produit par le névrilème rétracté et les filets sectionnés sur les tubes restés intacts ; mais alors comment expliquer ces douleurs, qui viennent le soir même de l'opération ?

Lésions de la moelle et des centres. — Que penser de la théorie de certains physiologistes qui prétendent que la névralgie est due à un retentissement d'une lésion des centres nerveux et en particulier de la moelle ? Certaines douleurs chez les amputés, par leur intensité, par leur caractère de brusquerie, ne rappellent-elles pas en tout point les douleurs tabétiques ? Ne peut-on pas admettre qu'une lésion des nerfs périphériques, se propageant plus haut, atteindrait soit le protoneurone sensitif, soit les cordons postérieurs de la moelle, produisant des lésions analogues à celles du tabès ?

Dans certains cas non seulement c'est probable, mais même très vraisemblable, étant donné que des altérations de la moelle ont été constatées chez les amputés ; déjà Larrey, dès 1829, signalait une diminution de volume de la moitié de la moelle correspondant à l'amputation.

L'atrophie peut se porter à la fois sur la substance grise et sur la substance blanche ; cet amoindrissement est surtout marqué pour les parties postérieures de la moelle, c'est-à-dire sur le cordon postérieur et sur la corne postérieure (Dickenson).

Vulpian, Déjerine et Mayer ont vu des cas dans lesquels l'atrophie portait d'une façon à peu près égale sur toutes les parties de la moitié de la moelle correspondant au membre amputé. Dans un cas de Marie cette diminution de volume portait sur presque toute la hauteur de la moelle (le bulbe n'a pas été examiné).

Hayem et Gilbert ont montré l'atrophie et la raréfaction des cellules ganglionnaires de la corne antérieure, à la suite de la perte d'un bras. Enfin Charcot, Joffroy, Luys ont signalé l'atrophie jusque dans certains points de l'écorce encéphalique.

Quoi qu'il en soit, si ces études sur l'atrophie nerveuse consécutive aux amputations sont envisagées par Vulpian comme le résultat de l'inactivité physiologique, elles ont été pour d'autres investigateurs comme une révélation qui leur a permis de comprendre les lésions et les symptômes propres à la névrite ascendante des amputés.

Mais cette diminution de volume elle-même, porte-t-elle sur toute la masse du cordon postérieur ou est-elle plus localisée en certains points de celui-ci ?

Contrairement à l'opinion généralement adoptée, Marie soutient la seconde manière de voir : « Qu'il s'agit d'une amputation du bras ou de cuisse, j'ai toujours très nettement constaté au sein du cordon atrophié, une bande, je ne dirai pas fort dense, mais du moins fort nette au niveau de laquelle les travées de tissu conjonctif étaient plus épaisses et plus nombreuses ; cet aspect semble bien indiquer que c'est en ce point surtout qu'a eu lieu l'atrophie des fibres nerveuses, provenant des racines postérieures correspondant au membre amputé. Cette bande que j'appellerai scléreuse, tout en convenant que cette épithète est un peu exagérée, n'occupait pas d'ailleurs exactement le même siège dans la région cervicale, lorsqu'il s'agissait d'une amputation de la cuisse ou d'une amputation du bras. »

Berg, chez un amputé, a trouvé des lésions presque analogues ; il y avait une sclérose avec disparition d'un grand nombre de tubes nerveux, dans les cordons latéraux et postérieurs, sclérose qui s'étendait du haut en bas de la moelle. Les tubes qui formaient un quart du cordon postérieur ne présentaient plus leur gaine de myéline, mais un tissu conjonctif ou névroglique remplaçait la myéline absente.

On a signalé encore une légère augmentation du tissu conjonctif dans le cordon postérieur du côté opposé à l'amputation.

Nous voilà donc maintenant bien édifié sur la nature des altérations de la moelle. On comprend ainsi facilement comment les chirurgiens qui ont poursuivi le nerf avec acharnement jusque dans le canal rachidien, ont eu souvent des insuccès. Et chose curieuse que je ne trouve encore signalée nulle part, ces douleurs des amputés peuvent être dues dans certains cas à des lésions de la moelle, analogue à celles du tabès.

Névromes. — Une hypothèse qui a joui de certaines faveurs jusqu'à ces derniers temps et défendue surtout par Sommering, attribuait ces douleurs aux névromes, dans la plupart des cas à tort, selon nous.

Les névromes sont des renflements terminaux des nerfs ; on les rencontre fréquemment, ils sont presque constants dans les anciens moignons. De forme olivaire ou aplatie, ils atteignent la grosseur d'un pois et même d'un œuf de poule. Pour Cruveilhier ils se formeraient constamment sur tous les nerfs coupés dans une amputation.

Parfois la pression de ces renflements à travers la peau détermine des douleurs, telles, que les amputés peuvent en éprouver jusqu'à des syncopes. Ces névromes se confondent en général avec le tissu terminal ; d'autres fois ils jouissent d'une certaine mobilité pouvant obéir dans certaines limites aux tractions musculaires.

Il est difficile de dire combien de temps après l'opération se montrent ces nodosités. Wirchow croit que leur formation ne s'effectue pas dans les premiers mois, qu'elles n'apparaissent que longtemps après, des années peut-être. Leur structure est essentiellement variable : Vulpian admet deux espèces de névromes :

1° Des névromes vrais dus à la multiplication du tissu nerveux ;

2° Des névromes faux ou neuro-fibromes dus à la prolifération conjonctive.

Mais on peut encore rencontrer des cas mixtes. Dans ce cas on voit du tissu fibreux ondulé, entre les faisceaux duquel on peut constater des tractus granuleux qui sont des restes des tubes nerveux à myéline ; quand ils sont un peu volumineux, ils peuvent être le point de départ des douleurs.

Quelle part revient aux névromes dans la pathogénie de la douleur ? En général ces nodosités n'occasionnent aucune douleur, protégées qu'elles sont contre les pressions extérieures et les tiraillements par les parties molles du moignon. Cependant on a signalé des névromes douloureux. Vigot cite un cas où une de ces nodosités occasionnait des névralgies atroces. L'extirpation fut suivie d'une guérison complète. D'autres fois ils ont plutôt un rôle secondaire ; ainsi, lorsque le moignon devient conique, les névromes épanouis à la périphérie de l'os, entourés par une étroite cicatrice subissant un véritable étranglement, produisent des douleurs. Mais en général ils restent silencieux ; la preuve, c'est d'abord le contraste qu'il y a entre leur fréquence et la rareté de la douleur, puis les névralgies apparaissent souvent à des époques où les névromes ne sont pas encore formés. Plus tard quand ils deviennent douloureux c'est qu'il y a presque toujours une lésion concomitante du tronc nerveux correspondant.

Névrites. — Roche et Sausson ont fait intervenir l'existence de la névrite et de la périnévrite, et cette opinion a été accepté par la plupart des auteurs.

C'est Verneuil qui a publié dans l'*Union médicale* la première observation anatomique de ces névrites. Sur un moignon d'amputation tibio-tarsienne qu'il a disséqué, il constata que le nerf plantaire interne adhérait au périoste de la malléole interne et que le saphène péronier décuplé était de volume très large et très épaissi dans l'étendue de quatre centimètres. Puis par des publications successives il apporta une confirmation à ses recherches antérieures. Après lui Vulpian et Dickinson presque simultanément constatèrent les mêmes faits et se rallièrent aux idées de

Roche et Sausson. Charcot admettait également cette interprétation. Mais c'est surtout Weir Mitchel qui le premier a étudié à fond ces lésions dans son remarquable livre intitulé : *Des lésions des nerfs et de leurs conséquences.* Dans certains moignons, dit-il, extrêmement sensibles, les nerfs ont augmenté de volume, plus consistants, plus durs, et plus sensibles. Mais il est allé encore plus loin : il affirmait que les névralgies persistantes des moignons n'existent jamais sans une sclérose des nerfs, ayant son point de départ dans une névrite et tendant à se propager vers les centres et il cite comme exemple de névrite ascendante la remarquable observation du docteur Nott, qui montre très nettement, non seulement l'existence de la névrite, car on a trouvé toutes les fois les nerfs altérés, mais encore que la névrite peut avoir une allure progressive et ascendante.

En 1875 paraît la thèse de Cartaz où il attribue la douleur à une névrite du réseau terminal des nerfs. Partie d'un point quelconque, l'inflammation se propagerait dans tous les sens, par l'intermédiaire des fibres récurrentes, envahirait tout le moignon et ferait comprendre pourquoi la douleur est si généralisée, pourquoi la névrotomie d'un tronc ne suffit pas à éteindre cette douleur.

Puis à ce sujet, il faut citer encore une magistrale clinique de Trélat, publiée dans le *Progrès médical* de 1876 sur la névralgie des moignons où il signale un remarquable cas de névrite. Un homme amputé de jambe ressent à la suite d'un faux pas, une douleur vive dans le moignon, douleur pour laquelle on pratique en 1869, au mois d'août, sans succès, l'extirpation de la cicatrice, en févries 1870 la section des tendons fléchisseurs de la cuisse puis à diverses époques, deuxième extirpation de la cicatrice, résection partielle du péroné. Chacune de ces opérations était marquée de soulagement momentané ; mais les douleurs recommencent. Au commencement de 1874, résection du grand sciatique. Cette tentative fut infructueuse, alors on réséqua le nerf saphène ainsi que son accessoire sur une longueur de trois centimètres. Mais la plaie n'était pas fermée que les douleurs étaient revenues aussi vives. L'emploi des courants continus et d'un vésicatoire améliorèrent la situation. La lésion est attribuée à une névrite du réseau terminal du nerf (Cartaz).

Mais l'examen histologique de la névrite des moignons a été fait pour la première fois par M. Nepveu et publié dans la *Revue de Chirurgie* de 1881. C'était un militaire qui, pendant la guerre de Crimée, a eu le pied droit gelé ; il a pu guérir cependant sans perdre un seul orteil, mais en conservant une insensibilité presque complète du pied. A la suite d'une marche forcée survint une plaque de gangrène sur l'un des orteils qui s'étendit au pied. Pozzi lui fit l'amputation de la jambe. Cinq ans après l'opération survinrent des secousses douloureuses et des contractions vives dans le moignon. Ces douleurs se montraient surtout le soir. M. Verneuil fit une deuxième amputation un peu au-dessous du point d'élection. Mais les douleurs réapparurent ainsi que des troubles trophiques ; à la fin ils furent calmés.

La dissection du moignon a été faite. « Le nerf tibial postérieur est épaissi et adhérent à la cicatrice elle-même ;

le nerf tibial antérieur, le saphène interne présentent sur leur extrémité inférieure l'aspect du cordon fibreux. L'examen microscopique a montré des lésions atténuées de la névrite interstitielle : tissu conjonctif épaissi et proliféré en certains foyers de cellules jeunes le long des faisceaux des tubes nerveux. Le tibial postérieur offrait à l'œil nu son volume normal ; mais en l'examinant sur des coupes transversales, on voyait que les tubes étaient massés au centre du cordon nerveux et entourés d'une gangue conjonctive qui les divisait en îlots très petits, où les éléments nerveux paraissaient pressés et moins volumineux qu'à l'état normal. Si l'on venait à placer quelques faisceaux de tubes nerveux dans l'acide osmique, on reconnaissait aussi une diminution de volume de la fibre nerveuse et spécialement de la moelle nerveuse, qui, en certains points était à peine visible, malgré l'effet du réactif. Sur quelques tubes nerveux la moelle était à peine colorée d'une très légère teinte noirâtre. La myéline était sous forme de petites masses ou de granulations, et le cylindraxe avait disparu. Ces lésions, chose singulière, n'étaient pas partout régulières, et à côté de tubes nerveux très malades on en voyait d'autres absolument normaux ; de plus, en quelques points, les cellules propres à chaque segment intercalaire étaient augmentées de nombre et de volume. »

En somme, au point de vue anatomo-pathologique nous avons affaire ici à une névrite interstitielle chronique et parenchymateuse, c'est-à-dire portant à la fois sur le tissu conjonctif et sur l'élément nerveux.

Ainsi on peut voir clairement par ces quelques citations que les névrites jouent un grand rôle dans la pathogénie de ces douleurs, un rôle qui n'est point négligeable je dirais même considérable.

Mais quelles sont les causes premières de la névrite ?

Elles sont multiples : on peut les diviser en 1° causes mécaniques ; 2° causes chimiques ; 2° causes infectieuses.

1° *Causes mécaniques.* — Tous les traumatismes graves peuvent occasionner la névrite soit en contusionnant les cordons nerveux, soit en produisant des tiraillements, des hachures, soit en leur faisant subir une véritable élongation. La névrite peut se greffer également sur une simple distension, comme dans le cas rapporté par Raymond (*In Nouvelle Iconographie de la Salpêtrière*, 1895, n° 1, page 13), c'est un cas de paralysie symétrique et isolée du deltoïde.

Le pincement du nerf dans la ligature, englobement des extrémités nerveuses dans la cicatrice peuvent se compliquer de névrite ; Ehrmann de Mulhouse a publié un cas de compression cicatricielle du nerf radial suturé. Les fonctions ne s'étaient pas rétablies. Une opération secondaire montra le nerf étranglé dans une gangue cicatricielle et sa libération fut suivie d'un plein succès.

La névrite survient fréquemment dans les cas d'arrachements, de déchirures nerveuses, et le danger est d'autant plus grand, que la déchirure est compliquée de plaies septiques des parties molles.

La section des nerfs et surtout la section incomplète est la principale cause de névrites ; d'après Charcot les sections nettes et complètes ne seraient jamais suivies de névrite et le dépouillement de nombreuses observations de Weir Mitchel parle dans le même sens. Or, les sections incomplètes ne sont pas rares au cours d'une opération; pendant qu'on scie un os, les nerfs qui sont à sa surface ou dans le canal médullaire sont déchirés, lacérés, dénudés et peut-être est-ce pour cela que les névrites post-opératoires sont moins fréquentes dans les désarticulations que dans les amputations?

2° *Causes chimiques.* — L'attention n'a jamais été suffisamment attirée sur les substances chimiques employées couramment soit comme antiseptiques, soit pour le pansement des plaies, et pourtant leur part dans la pathogénie de la névrite n'est pas à dédaigner. Pitres et Vaillard ont produit expérimentalement des névrites périphériques par injection hypodermique de substances diverses telles que liqueur de Wan Swieten, acide phénique, glycérine pure, etc. Chez l'amputé de notre observation n° VI, la névrite, cause de la douleur est certainement due au perchlorure de fer, employé à plusieurs reprises pour produire l'hémostase.

3° *Causes infectieuses.* — La suppuration de la plaie du moignon, le contact d'un abcès, surtout du pus tuberculeux ont évidemment un certain rôle dans la production de la névrite.

Troubles circulatoires. — Mais toutes les douleurs ne sont pas dues à des névrites; nous ne nions pas dans certains cas le rôle des névromes, voire même des centres nerveux. Mais il y a une série de causes qui est passée inaperçue pour tous les auteurs que nous avons pu consulter. Il est temps qu'on insiste là-dessus, car elle a son importance qu'il est nécessaire de signaler.

Nous voulons parler des troubles circulatoires ; il ne faut pas entendre par là des cas rares d'anévrysme du moignon observés par Robinson, Warner, Sédillot, etc., et qui occasionnaient des douleurs et dont l'extirpation est suivie de guérison ; pas plus que cette hyperhémie passagère du début qui forme un des stades du processus de réparation dans toutes les plaies, qui est l'origine probablement de cette douleur, plutôt de cette sensation plus ou moins pénible, que les amputés ressentent au niveau de leur moignon et qui disparaît spontanément quand la cicatrisation s'achève, quand la congestion des extrémités terminales des nerfs diminue.

Mais nous voulons parler surtout de ces lésions que subissent les artères dans le restant du membre amputé, de la circulation veineuse qui est beaucoup plus abondante à l'extrémité terminale du moignon ; les recherches de Segond, de Pihet, de Lejars ne laissent aucun doute à cet égard.

M. P. Segond, dans la *Revue de chirurgie*, a publié le résultat des recherches sur le calibre des vaisseaux dans les membres amputés ; par une série de mensurations précises, il démontre que les artères des membres opérés subissent, à la suite des amputations, presque toujours une notable diminution de calibre ; que ce rétrécissement porte sur tout le membre mutilé, depuis son extrémité jusqu'à la racine, et alors même que le segment retranché ne représente, comme dans les amputations du pied ou de la main, qu'une faible partie de la masse totale. Dans les deux membres amputés, il avait mesuré avec grand soin, jusqu'aux artères de petit calibre; jusqu'à celle du nerf médian, et là encore la différence de volume avec l'artère du côté sain s'accusait nettement.

Lejars, qui a fait des recherches sur la circulation veineuse du moignon, trouve que « les troncs superficiels et leurs rameaux sont très développés sur toute la surface du membre; mais c'est à l'extrémité du moignon, dans un rayon de 4 à 5 centimètres, tout autour de la cicatrice que le réseau veineux, par la confluence, le volume et l'orientation de ses branches, se caractérise d'une façon toute spéciale ».

Ces descriptions à elles seules ne démontrent-elles pas suffisamment le changement profond que subit le système circulatoire du restant du membre? Les artères diminuent de calibre, se transforment même souvent en cordons fibreux, la nutrition générale des tissus en subit le contrecoup; les troncs nerveux ne sont pas suffisamment nourris, et cette anémie des nerfs ne peut-elle pas produire une altération dynamique des cordons nerveux, je veux dire des névralgies, voire même des névrites? Dans la chlorose cette pathogénie est couramment invoquée pour les névralgies intercostales, pourquoi ne pas l'appliquer au moignon?

Or, nous disons que, dans bien des cas, les névralgies qui surviennent 6 à 7 mois après l'amputation sont dues à l'anémie des troncs nerveux, ou à une névrite due à l'irrigation insuffisante des nerfs.

Hystéro-traumatisme. — Un fait encore insuffisamment connu, c'est la névrite hystéro-traumatique, qui fréquemment peut être la cause des douleurs du moignon. Etant une question relativement nouvelle, les observations n'en sont pas bien nombreuses; pourtant l'association de l'hystérie à la névrite traumatique ne paraît pas être un phénomène rare : « Le rôle de l'hystérie dans l'évolution des névrites traumatiques est si fréquent, dit Moty, que sur huit névrites traumatiques, actuellement dans mon service, les huit sont compliquées d'hystéro-traumatisme. »

L'époque de l'apparition de l'hystérie est très variable. Tantôt la névrite apparaît d'abord seule pour se compliquer ultérieurement de phénomènes hystéro-traumatiques. La névrose s'est ici superposée à la lésion nerveuse, comme elle s'associe à la sclérose en plaque ou au tabès (cas de Raymond, association de névrite traumatique et de monoplégie brachiale hystérique, *Bulletin médical*, 1897).

Tantôt, au contraire, l'hystéro-traumatisme se montre le premier, surviennent ensuite les phénomènes névritiques (les deux cas cités par Bristow). Dans bien des cas, les symptômes sont enchevêtrés d'une manière si complexe, qu'il est à peu près impossible de décider si l'un d'eux, commun aux affections doit être attribué à la névrite ou à l'hystérie (cas de R. Bernard, publié dans *Lyon médical*, 1899).

Bernheim affirme, au Congrès de médecine de Nancy, que les émotions nerveuses, la neurasthénie, l'hystérie locale peuvent engendrer de toutes pièces des névrites périphériques. Il cite trois observations de femmes, chez qui une émotion morale vive, perturbant le système nerveux, a créé des névrites.

Faut-il conclure que ces névrites résultent d'une commotion dynamique des nerfs frappés par le choc moral ? Ces observations montrent que le mécanisme en est différent. Chez ces trois malades, avant que la polynévrite commence, il y avait des symptômes généraux et des vomissements. Il paraît légitime de conclure avec lui, que la diathèse nerveuse a créé un terrain favorable à la faveur duquel les microbes inoffensifs de l'organisme sont devenus virulents et ont créé la polynévrite : polynévrite infectieuse greffée sur une diathèse nerveuse ou hystérique et créée par elle.

Et il conclut en ces termes : On peut dire que la diathèse nerveuse ne fait pas seulement de la neurasthénie et de l'hystérie, elle fait aussi des maladies organiques du système nerveux.

Les deux cas de Brestow sont superposables à ceux de Bernheim ; en effet il trouve chez les malades nettement hystériques, dont les antécédents sont très chargés de tares nerveuses, des phénomènes de névrite (fourmillement, douleur, œdème, etc.) ayant l'évolution de l'hystérie, apparaissant périodiquement et guérissant chaque fois dans un laps de temps relativement court.

Moty qui trouve une tare hystérique accusée chez tous les névritiques de son service, affirme que la gravité de la maladie est proportionnelle au rétrécissement du champ visuel. Mais il va encore plus loin : « Peut-être la névrite traumatique n'est-elle en réalité, dit-il, qu'une forme trophique d'hystéro-traumatisme localisé. »

Si on ne peut pas admettre intégralement cette opinion de Moty, au moins faut-il avouer qu'il y a une grande part de vérité dans ce qu'il avance. Les observations de Hancock, de Trélat, de Raymond, les nôtres et plusieurs encore plaident dans ce sens. S'il est rare qu'à elle seule elle puisse créer la douleur, par contre il est très fréquent de voir l'hystérie se greffer sur une névrite localisée, exagérer la douleur et la montrer plus généralisée. L'hystérie réclame une grande part dans ces douleurs atroces qui nuit et jour torturent le malade, ces douleurs qui éclatent brusquement à la suite d'une chute, d'un faux pas, comme dans le cas de Trélat. M. Raymond n'a jamais cessé d'insister sur l'importance de la tare névropathique et de l'hystérie chez les amputés qui ont des moignons douloureux ; aussi est-il prudent de soupçonner l'hystérie toutes les fois qu'une névrite post-opératoire présente des symptômes anormaux ou se montre particulièrement rebelle.

DIAGNOSTIC

La thérapeutique des douleurs du moignon est encore si décevante que la plupart des médecins ont renoncé à toute tentative de guérison radicale, se contentant de traiter les symptômes les plus pénibles pour rendre au malade la vie plus ou moins supportable. Et cette ligne de conduite paraît justifiée dans une certaine mesure lorsqu'on constate l'insuccès de tous les traitements ; les statistiques opératoires en sont une preuve évidente. Cependant il est juste de constater quelques résultats brillants de guérisons complètes, sans récidives, qui font entrevoir la possibilité d'une réussite plus fréquente, lorsque l'intervention sera plus précoce et plus rationnelle.

Le traitement, pour être efficace, doit être étiologique. Opérer aveuglément un moignon douloureux, sans connaître la lésion, c'est aller sûrement à l'encontre d'un insuccès. Mais comment arriver à faire un diagnostic causal ? Comment différencier une inclusion cicatricielle d'une lésion névritique du tronc nerveux ? Peut-on savoir si c'est un névrome ou un simple trouble de la fonction dynamique du nerf, je veux dire une névralgie pure qui occasionne la douleur ? Est-il possible de préciser la part qui revient aux centres et celle due à une tare névropathique ou à la grande névrose ?

Nous n'avons pas la prétention d'éclaircir complètement une question devant laquelle ont reculé les cliniciens les plus éminents ; et cependant il est d'une importance capitale d'arriver à un diagnostic plus ou moins précis, dont dépendra le succès de l'opération.

Nous ne faisons que signaler les cas de l'ostéo-myélite, de spina-ventosa des extrémités osseuses. L'ostéite des os peut amener, à la surface du moignon, des changements, qui consistent en éminences osseuses, plus ou moins saillantes, plus ou moins aiguës. Il y a aussi des productions osseuses, signalées par Verneuil et Hutin, qu'on rencontre parfois dans les parties molles du moignon ou dans la cicatrice même, parfaitement isolées du squelette. Elles apparaissent rarement dans la première année, et ces productions osseuses peuvent être la cause de douleurs facilement compréhensibles. Il en est de même de quelques affections de voisinage, telles que des foyers tuberculeux des ganglions suppurés, de phlegmons, etc.

Le diagnostic de ces affections est relativement très facile, je ne fais que les citer, pour passer aux cas plus compliqués et beaucoup plus fréquents.

Et d'abord comment distinguer l'inclusion nerveuse, d'une névrite ascendante ? D'après Charcot, toute douleur intense persistante au quatrième jour de l'opération serait due à une névrite. Ainsi compris, le diagnostic paraît très simplifié ; et cependant il ne faut pas oublier que les terminaisons nerveuses renfermées dans la cicatrice peuvent devenir de leur côté l'origine d'un processus dégénératif, analogue à une lésion névritique, et présenter tous les signes d'une névrite extensive locale ; savoir : hyperesthésie cutanée, causalgie, spasme, contractures, troubles trophiques, ascension de la température, etc. D'autre part, le diagnostic d'une névrite ascendante n'est pas très facile ; en effet sur quoi nous baser ? Il n'est pas aisé de sentir l'induration du cordon nerveux, et même la chose est impossible dans la plupart des cas, surtout quand l'amputation est faite au niveau de l'extrémité supérieure de l'humérus, par exemple.

La douleur provoquée par la pression du cordon nerveux ou de la masse musculaire a évidemment une grande valeur ; mais d'abord, comment affirmer qu'elle n'est pas la propagation d'une hyperesthésie cicatricielle ? et puis, un cordon nerveux induré, palpable, ne prouve nullement que le nerf est souffrant, car la douleur peut manquer dans le cas où la lésion est dégénérative et non inflammatoire.

En voulez-vous des preuves ; reportez-vous à la communication de Henry Clayel de Boyer à la Société d'anatomie de 1880. Il s'agit de trois amputés qui avaient perdu, depuis longtemps, la sensation du membre absent ; les *moignons n'étaient pas douloureux*.

L'examen des troncs et des masses terminales des nerfs a montré un processus de sclérose ancienne, aboutissant à la formation de fibromes. A ce propos M. Déjerine a fait observer que dans ce cas, la lésion n'est pas celle de névrite ascendante, mais une atrophie simple du bout supérieur, avec multiplication du tissu connectif.

Il en est de même des lésions névritiques et de sclérose, des cordons postérieurs, chez les malades qui n'ont jamais souffert.

Et cependant, il faut absolument arriver à un diagnostic précis, car le traitement diffère dans l'un et l'autre cas. C'est la névrectomie qui aura raison de la névrite, et non des mutilations successives, qui, loin de calmer la douleur, ne font que favoriser la propagation du mal.

Nous avons déjà eu l'occasion de citer l'expérience que nous avons faite avec M. Sicard et je me demande si dans le cas où le diagnostic serait embarrassant, quelques injections de cocaïne au 1/100 ne suffiraient pas à trancher la question.

L'anesthésie étant obtenue à l'extrémité du moignon, si la douleur était due à l'hyperesthésie cicatricielle excessive, cette douleur disparaîtra d'un seul coup, ainsi que la notion; comme dans le cas de Pitres. Si cette notion persiste, cela prouve que la lésion a dépassé l'extrémité terminale des nerfs et atteint le tronc lui-même.

Quant à savoir à quelle hauteur est arrivée la lésion, le problème est plus compliqué; cependant si le membre absent conserve toute sa netteté malgré l'injection de cocaïne, il y a très grande chance pour que la lésion soit arrivée à une certaine hauteur. D'ailleurs, dans la plupart des cas, la douleur à la pression sur le trajet du cordon nerveux, nous renseignera à ce sujet.

Ce procédé s'applique surtout aux moignons courts;

dans le cas où le restant du membre est long, les autres symptômes des névrites confirmeront le diagnostic.

Les névromes accusés bien à tort, sont en général silencieux, mais les cas de névromes douloureux ne sont pas rares dans la science. C'est surtout par le palper qu'on arrivera au diagnostic. Dans le cas où on hésitera à cause de l'hyperesthésie cicatricielle, il est prudent d'avoir recours à la cocaïne.

La différenciation, d'une névralgie, de la lésion névritique, est certainement difficile ; en effet, dans les deux cas, c'est le tronc nerveux qui souffre, et on peut même se demander, si cette névralgie due dans la plupart des cas à une irrigation insuffisante ne serait pas un début de névrite.

On a dit que la névralgie était intermittente, journalière le plus souvent, et surtout accusée vers le soir ; on l'a même vue à heure fixe. Je sais bien que le diagnostic en serait très facile, si la douleur se présentait avec des caractères aussi précis, malheureusement dans la plupart des cas, ils ne sont pas très nets.

Dans ce cas, les symptômes différentiels entre les névrites et les névralgies en général, nous seront d'un grand secours ; l'absence des réflexes sera en faveur des névrites, ainsi que les troubles trophiques, etc., etc.

Quant à savoir si la lésion a atteint la moelle, c'est une question plus ardue : quand on se trouve en présence de symptômes myéliques, l'hésitation n'est plus possible, mais nous voulons parler de ces cas où la sclérose se localise aux cordons postérieurs seulement, sans atteindre ni les centres spinaux, ni la substance grise, ni les cordons antéro-latéraux. Cette question se pose dans les amputations de la hanche et surtout de l'épaule ; alors il faut tenir compte du caractère de la douleur, qui ressemble à celle des tabétiques ; lancinante, fulgurante, ayant la brusquerie de l'éclair, ou bien en cuirasse. Nous savons bien que les douleurs névritiques peuvent présenter les mêmes caractères ; cependant, si après l'anesthésie cicatricielle on peut suivre le cordon nerveux induré le plus haut possible, il y a grande chance pour que le cordon postérieur soit atteint.

Il faut faire une place à part à la section incomplète des nerfs dans les os. Pendant qu'on scie l'os, les nerfs des os subissent des déchirures incomplètes, des hachures, etc., qui peuvent être le départ d'une névrite : les troncs augmentent de volume, et, comprimés dans l'étroit canal osseux, peuvent occasionner la douleur. Ainsi s'expliquent les résultats favorables obtenus par la désarticulation après les amputations successives faites sur le membre.

Il ne faut pas conclure de la description précédente que ces lésions se présentent toujours à l'état isolé ; au contraire, en clinique, la lésion d'un tronc nerveux est presque toujours associée à une névrite extensive locale cicatricielle ; de même un névrome douloureux coexiste souvent avec une sclérose du cordon nerveux plus ou moins prononcée.

Les moignons coniques, la cicatrice adhérente à l'os, sont douloureux également, car les os n'offrent plus qu'un plan résistant et immobile, aux terminaisons nerveuses ;

ces dernières pouvant être comprimées plus facilement, peuvent provoquer des douleurs.

Leur diagnostic ne présente aucune difficulté, il suffit de s'en rappeler pour éviter l'erreur

---

PRONOSTIC ET TRAITEMENT

Le pronostic est essentiellement variable. Chez les gens normaux, l'hallucination du membre disparaît plus ou moins rapidement, la faculté de contrôle arrive à corriger toutes les associations dynamiques qui représentent l'image mentale du membre dans le cerveau. N'oublions pas qu'une des conditions de la survie du souvenir c'est l'oubli.

Chez les dégénérés, les déséquilibrés mentaux, cette faculté de contrôle étant considérablement amoindrie, la durée de l'illusion sera plus longue, et, si elle est complètement supprimée, alors l'intensité de la moindre douleur sera pour ainsi dire décuplée, rendant la vie insupportable à ces malheureux.

Mais la douleur peut exister encore chez les amputés normaux, alors le pronostic diffère dans ce cas suivant la lésion qui la produit.

Le traitement est prophylactique et curatif.

Traitement prophylactique. — Nous avons déjà longuement traité la cause de ces douleurs ; or, la cause une fois connue, il est facile de l'éviter. On sait que Langhaus d'abord, Verneuil ensuite, ont conseillé comme moyen prophylactique de sectionner le tronc nerveux à quelques centimètres au-dessus des parties molles du moignon, pour empêcher l'inclusion cicatricielle des terminaisons nerveuses.

Wetzel et Pitres recommandent aux chirurgiens ce procédé très simple de Verneuil. Lorsqu'on songe au peu de gravité qu'offre ce mode opératoire, on ne peut que lui donner son approbation.

Ce procédé a donné à Verneuil de très bons résultats. Nous ne contestons pas l'autorité de cet éminent chirurgien, cependant il ne faut pas perdre de vue que des cas de moignons douloureux se soient produits également chez des sujets opérés par ce procédé.

Il ne faut pas appliquer très longtemps la bande d'Esmarck, qui peut provoquer une névrite. Ménager autant que possible les branches nerveuses rencontrées sous le bistouri. Ne jamais comprendre les troncs nerveux dans la ligature artérielle. On doit plutôt sectionner les nerfs que de les tirailler et de les attacher. Tâcher de ne jamais faire une section incomplète des nerfs.

Surveiller le contact des substances antiseptiques avec les nerfs, ou même avec des régions riches en faisceaux nerveux, car ce contact peut produire des lésions névritiques. Ne pas oublier que la douleur dont souffre l'amputé du n° 6 de notre observation, est en grande partie due à une névrite causée très probablement par l'application du perchlorure de fer.

Ne pas perdre de vue que chez un sujet névropathe ou hystérique la douleur peut apparaître plus facilement, à la moindre occasion, et devenir plus persistante.

La compression indirecte peut s'exercer aussi au cours d'une opération, pour provoquer des accidents névritiques. Les complications ont été bien étudiées par Schwartz au Congrès de chirurgie de 1897, sous le nom de paralysie post-anesthésique ; on a affaire dans ce cas à de véritables névrites traumatiques, qui sont dues à des attitudes vicieuses, prolongées ou forcées, ou encore à la compression circulaire des membres par des liens élastiques trop serrés.

a) Traitement curatif. — **Traitement médical.** On a essayé tous les médicaments, hélas ! toute la pharmacopée a été impuissante à combattre définitivement cette douleur. Nous ne voulons pas exagérer les choses ; si on ne peut citer que rarement des guérisons complètes, au contraire le nombre des améliorations est considérable.

Les opiacés tiennent le premier rang, la morphine, l'extrait thébaïque, les badigeonnages au laudanum, ont donné quelques succès. La réfrigération obtenue avec de l'éther, par un jet de chlorure de méthyle ou simplement avec de l'eau froide ou de la glace soulage très bien les atroces douleurs de la causalgie.

Les révulsifs ont été employés sous toutes les formes ; pointes de feu, vésicatoires (cas de Prélat) et ont rendu dans certains cas des services appréciables. Les courants faradiques comptent à leur actif quelques cas de guérisons complètes.

Quand au fond se trouve un élément hystérique, dans ce cas les bromures, hydrothérapie, voyages, suggestion, isolement, l'éducation mentale donneront de très bons résultats.

Il faut comprendre également dans les moyens médicaux le traitement par la *compression digitale forcée*, préconisée par Delorme, surtout dans une névrite extensive localisée de la cicatrice ; les résultats obtenus par lui sont excellents. Voilà comment l'auteur décrit son procédé : Le malade étant assis ou couché est bien maintenu par des aides ; on saisit entre le pouce et l'index superposés la cicatrice vicieuse, puis de toute force et d'emblée, presser successivement sur tous les points de la zone hyperesthésie près de la plaie ou de la cicatrice, en commençant par les zones les plus douloureuses, auxquelles il faut réserver le maximum de force et de pression. Ces tentatives peuvent être renouvelées plusieurs fois et successivement par les aides, après quelques instants de repos.

Les souffrances qui résultent sur le moment de ces pressions sont instantanées, vives, mais peu durables. Au bout de quelques jours l'hyperesthésie disparaît complètement et les douleurs irradiées cessent rapidement.

b) **Traitement chirurgical.** — Quand on a diagnostiqué une névrite ascendante à marche lente, il faut avoir recours à la névrotomie ou à la névrectomie ; dans ce cas il faut pratiquer l'examen microscopique de la portion réséquée ; si l'extrémité centrale est saine, les chances du succès sont nombreuses, sinon il faut prolonger l'incision cutanée, et atteindre le nerf sur un point plus élevé, cela jusqu'à ce qu'on soit tombé sur une portion saine.

L'élongation a donné également de très bons résultats.

Dans les cas où la névrite est ascendante et à marche aiguë, sans retentissement sur l'état général, il faut avoir immédiatement recours à l'opération, car si l'on voulait attendre quelques jours c'est déjà trop tard, et poursuivre le nerf le plus haut possible.

Si au contraire la névrite aiguë retentit sur l'état général, alors il faut bien se garder d'intervenir. Le traitement médical sera applicable dans ce cas : « Régime lacté, antiseptiques intestinaux, strychnine, etc., etc. »

S'il y a un névrome douloureux il faut l'extirper. Si la douleur est due exclusivement ou presque à l'hyperesthésie cicatricielle, essayer d'abord les courants électriques et la compression digitale, attendre si rien ne presse, intervenir par une réamputation si le malade réclame l'intervention.

Nous n'avons indiqué que les principales lignes de la conduite à tenir, sans avoir la prétention d'être complet.

OBSERVATIONS

Observation I (personnelle).

Recueillie en janvier 1902.

Per..., trente-neuf ans, clerc de notaire, rien d'intéressant dans ses antécédents héréditaires et personnels. Atteint d'une tumeur blanche du genou droit à l'âge de trente-sept ans, il a subi une résection du genou, le 21 février 1901, à laquelle a succédé une raideur du membre inférieur. Mais n'étant pas guéri de son affection on lui a proposé une amputation qu'il a acceptée et l'opération a eu lieu le 11 octobre 1901.

Immédiatement après l'opération le malade commença à sentir son membre absent ; cette illusion a duré pendant un mois et demi ; il pouvait très bien distinguer les divers segments de son membre, mais était incapable de les remuer. Avant l'amputation ayant les orteils rétractés (suite de résection) il les sentait dans la même position après, de même avant l'opération il accusait une douleur au talon, qui est devenue beaucoup plus violente dans le membre fantôme.

Dans le rêve il court, marche ; il a l'illusion de posséder son membre imaginaire, mais celui-ci lui paraît malade.

Etat général. — Depuis un mois le souvenir du membre paraît être perdu. Le moignon est quelquefois douloureux, mais cette douleur, ainsi que la piqûre, restent localisées et ne correspondent pas à la section terminale du pied fantôme.

Il y a souvent des secousses involontaires.

Observation II (personnelle).

Recueillie en janvier 1902.

Le nommé Lut..., âgé de 60 ans, facteur : amputé de la jambe gauche il y a cinq ans environ ; victime d'un accident de chemin de fer, il a eu la jambe écrasée ; le pied absolument séparé ne tenait à la jambe que par le tendon d'Achille ; les os de la jambe étaient écrasés jusqu'à 12 centimètres au-dessus des malléoles.

C'est un mois après l'opération, lorsque la cicatrisation fut complète, qu'il commence à sentir son membre fantôme.

Actuellement il sent très nettement la jambe, le pied, mais surtout les orteils. Il a en outre des sensations de fourmillements et d'élancements dans le membre absent, surtout à l'extrémité terminale. La température du membre fantôme est en rapport avec celle du moignon et varie avec elle : suivant que ce dernier a chaud ou froid, l'extrémité fantôme accusera la sensation de cuisson ou d'onglée.

Les douleurs dans le moignon ne sont pas continues, mais intermittentes ; elles sont manifestement influencées par les variations atmosphériques : ainsi, le temps humide les exaspère, tandis qu'elles sont calmées par le temps sec.

Le malade a parfaitement conscience de l'existence de son membre absent ; il m'affirme qu'il a plutôt conscience de l'existence de son membre fantôme que de celle du membre normal ; souvent il lui arrive de le protéger automatiquement contre un danger. Il indique sans hésitation la position : ainsi, d'après lui, le pied serait placé en extension. Il peut à volonté remuer les orteils et même le pied sur la jambe.

Pas de secousses et mouvements involontaires dans le membre fantôme ; cicatrice bonne, une légère hyperesthie au niveau du moignon au contact et à la piqûre.

Rêves. — Les premières années il avait l'illusion d'avoir son membre absent, il rêvait faire le métier de facteur rural, mais cette sensation a disparu après avoir persisté un an.

En outre le malade présentait de l'inégalité pupillaire, et de la paresse à la lumière.

Pas de perte de mémoire ; ni troubles sphinctériens. Réflexes rotuliens normaux ; un éclat diastolique au cœur et à l'aorte. Le malade nie la syphilis.

Antécédents héréditaires. — Père mort d'une apoplexie à 87 ans ; mère morte à 92 ans de vieillesse. Plusieurs frères morts en bas âge dont il ne peut pas nous dire la cause.

Il a perdu deux enfants en bas âge, les trois autres se portent bien.

Antécédents personnels. — On ne note qu'une fluxion de poitrine à l'âge de 34 ans.

Observation III (personnelle).

(Recueillie en janvier 1902.)

Gagn..., 32 ans, maçon, rien d'intéressant dans ses antécédents héréditaires et personnels. Il a été victime, le 12 avril 1901, d'un accident de voiture. Il eut la jambe gauche écrasée et, en même temps, une fracture compliquée de la jambe droite.

Opéré le jour même de la jambe gauche, il a dû subir, après quatre mois, une résection à la jambe droite.

Il ne commença à sentir son membre fantôme qu'au bout de huit jours, au début de la cicatrice. Au moment des pansements il sentait nettement la jambe et le pied, et cette sensation n'a plus été accusée pendant les trois premiers mois. Cette illusion était tellement intense durant les quatrième et cinquième mois, qu'il lui arrivait souvent dans la nuit de vouloir gratter la jambe absente.

État actuel. — Il ne sent plus la jambe, mais la sensation du pied est toujours conservée.

Le phénomène signalé par Guéniot n'existe pas ici. Il distingue nettement tous les segments du pied, seul le gros orteil lui paraît plus engourdi et plus vague.

Par la pensée, il peut remuer tous les orteils, les mouvements de la flexion et de l'extension se font très facilement, ainsi que tous les mouvements qui se passent dans l'articulation tibio-tarsienne

Dans le lit, il ne met aucune différence entre son pied fantôme et son pied valide ; il lui semble toucher le drap du lit avec les deux pieds également.

Le changement de température au niveau du moignon amène un changement analogue dans le membre absent, en exagérant la douleur. La chaleur du lit provoque des picotements. Lorsqu'il enveloppe le moignon avec de l'ouate, il sent immédiatement de grosses gouttelettes de sueur perler sur le pied fantôme.

Actuellement, il pense surtout à sa jambe droite fracturée. Il accuse des secousses involontaires aussi bien dans le membre valide que dans le pied absent.

Rêves. — Il lui semble avoir toujours sa jambe et s'en servir à tout moment soit pour courir, soit pour danser, soit pour se sauver du danger.

Examen. — L'amputation est faite au tiers supérieur du tibia ; la cicatrice latérale laisse beaucoup à désirer. Les piqûres localisées au niveau de la cicatrice retentissent comme une sensation d'engourdissement suivant un trajet nerveux déterminé et la distribution respective du nerf.

Hyperesthésie au niveau du moignon.

Observation IV (personnelle).

(Recueillie en janvier 1902.)

François Dr,.., âgé de 45 ans, camionneur.

Rien d'intéressant dans ses antécédents. Amputé en 1894 par Lucas-Championnière à la cuisse gauche, pour une tumeur blanche du genou.

La sensation du membre absent a été perçue immédiatement après l'opération. Cette illusion a duré cinq ans, sans cesse, et a disparu il y a deux ans.

Pendant cinq ans il sentait des douleurs et des élancements dans le membre fantôme, ayant les caractères de coups de bistouri. Ces douleurs étaient particulièrement intenses aux orteils. Il a éprouvé durant cinq ans toutes les sensations que l'on peut éprouver pour un membre réellement existant.

État actuel. — Depuis deux ans ces sensations n'existent plus ; cependant les variations de température les font réapparaître. C'est ainsi que pour éviter de sentir son membre absent, il l'enveloppe pendant le jour avec de l'ouate ; une fois cet enveloppement défait, après trois quarts d'heure, le membre imaginaire apparaît jusqu'à ce que la chaleur du lit le fasse disparaître.

Examen. — Cicatrice bonne : hyperesthésie au niveau du moignon. Bien qu'à l'état ordinaire le malade ne sente pas le membre amputé, la piqûre au niveau de la cicatrice le fait réapparaître, et la piqûre est douloureusement localisée au niveau des doigts absents, ainsi qu'à telle ou telle partie du membre retranché, mais ne pouvant pas se préciser ni indiquer la position du membre.

La pression au niveau du sciatique produit toujours dans le membre absent un engourdissement au niveau des quatre petits orteils et à la face externe du gros orteil, sans empiéter sur la partie interne.

Bien que le malade niât la syphilis, il présentait cependant tous les signes de paralysie générale (inégalité pupillaire avec signe d'Argyll Robertson ; amnésie, tremblement des lèvres et de la langue, etc.).

Observation V (personnelle).

(Recueillie en janvier 1902.)

Char..., âgé de 50 ans, mécanicien, a été victime, le 9 juin 1900, d'un accident d'automobile : le membre supérieur droit ayant été écrasé, broyé, on lui fit l'amputation le jour même.

C'est vers le sixième jour qu'il commence à sentir quelques picotements au bout des doigts, qui se transforment peu à peu en un engourdissement et une douleur. Il quitte l'hôpital encore souffrant ; mais, étant dans l'impossibilité de travailler, il entre à l'hôpital Beaujon pour de vives souffrances. Il y trouve un peu d'accalmie grâce à un traitement bromuré. Puis il est envoyé à l'asile de Vincennes (convalescence) où il trouve un soulagement plus marqué. Mais une fois dehors, les douleurs recommencent peu à peu, d'abord ressenties aux doigts et se propageant vers le poignet et la paume de la main.

Le caractère des douleurs diffère suivant la région : c'est ainsi qu'elles sont comme des arrachements aux doigts, comme des écrasements à la paume de la main et brusques comme une décharge électrique au poignet.

Toujours souffrant, sur le conseil d'un médecin, il entre, le 7 juillet à Lariboisière pour se faire couper un nerf que l'on supposait être inclus dans la cicatrice. Mais, après l'opération, les douleurs se sont accentuées de telle façon qu'il avait complètement perdu le sommeil, malgré les médications bromurées et la morphine. Le moignon, jusqu'alors complètement au repos, commence à présenter des tressautements, des mouvements désordonnés, véritable chorée fibrillaire, presque une myoclonie. Ces mouvements s'accentuent lorsqu'il est émotionné ou qu'il fixe son attention.

Avant la dernière opération, il ne sentait que les doigts, la main et le poignet ; après l'opération apparaît la sensation du bras et de l'avant-bras avec des douleurs lancinantes dans ces parties. Les douleurs vont en augmentant d'intensité, devenant parfois atroces. Chaque faux pas, le moindre glissement, un léger choc correspond douloureusement au moignon et surtout à la main absente. L'action de se gratter et surtout de se raser est sentie comme un fourmillement dans le membre fantôme. La douleur devenant de plus intolérable, le malade quitte son travail, où il n'avait qu'une surveillance à exercer, et entre à la Salpêtrière le 20 novembre 1901.

État actuel. — Mêmes douleurs et mêmes sensations ; un bruit soudain, une vibration intense provoque une douleur dans tout le membre absent.

Position du membre et des doigts. — Le membre tout entier est toujours présent dans son esprit et c'est la douleur qui en est la cause. Il y a des moments d'accalmie, mais la douleur ne disparaît jamais complètement.

L'avant-bras se trouve fléchi sur le bras à angle droit, le poignet fermé comme s'il était dans une écharpe. Lorsque les douleurs sont fortes, les doigs sont fortement fléchis sur la paume de la main ; une fois la douleur passée, ils s'étendent peu à peu et tendent à prendre leur position normale, mais jamais ils n'y arrivent.

Il distingue nettement les doigts l'un de l'autre, mais comme ils sont fortement fléchis à cause de la douleur, il ne peut pas les remuer. Le coude et le poignet sont également immobiles. Les mouvements de l'épaule sont communiqués au bras fantôme.

Hyperesthésie très marquée au niveau du moignon, le frôlement des draps même l'effraie. Il a toujours chaud à la main, ainsi qu'au moignon. Le changement de température n'a pas d'influence sur lui. La main fantôme lui paraît plus grande que la normale, tandis que l'avant-bras et le bras sont un peu plus courts. Il lui semble qu'un poids de dix kilos pèse sur la main fantôme. Secousses électriques involontaires dans tous les membres.

Examen. — Amputé à la partie moyenne du bras droit; cicatrice bonne. Il localise la piqûre sur l'extrémité fantôme, en un point qui varie selon l'e: droit où l'aiguille touche la cicatrice : des piqûres pratiquées sur le côté droit produisent une sensation analogue dans le membre absent.

Rêves. — L'illusion du membre absent persiste dans les rêves, même à l'état de veille. Il lui arrive souvent, lorsque les douleurs sont très fortes, d'aller chercher sa main pour la serrer avec le membre valide.

Rien d'intéressant dans ses antécédents héréditaires et personnels.

Etat mental. — Le malade est triste, avec un air anxieux, attendant à chaque moment l'arrivée des crises douloureuses, qu'il redoute fort. Une hyperesthésie générale s'est emparée de lui, de sorte qu'un bruit intense, une voix brusque produisent des souffrances.

Dans le cours de sa maladie, il a présenté un phénomène qui nous semble être de nature hystérique : c'est la paralysie de l'épaule du membre amputé, guérie par la douche et l'électricité. D'ailleurs, cette tare névropathique explique bien la durée et l'intensité anormale de la douleur.

Injection de cocaïne. — Au mois de mars, le malade, se trouvant dans le même état qu'auparavant, nous avons répété, M. Sicard et moi, l'expérience de Pitres. Nous avons injecté 4 centigrammes de cocaïne ; la notion du membre n'a pas disparu, malgré l'anesthésie cicatricielle ; pourtant les piqûres au niveau du moignon n'étaient plus localisées au membre imaginaire. Dans le chapitre du diagnostic, nous avons longuement insisté sur l'interprétation de ce résultat.

Observation VI (personnelle)
Recueillie en mars 1902.

Pro... Jules, marchand ambulant, âgé de 62 ans, a été victime d'un accident du travail en 1867. Il eut le coude broyé, es os de l'avant-bras brisés, et transporté à l'hôpital Saint-Antoine, fut amputé du bras droit le même jour.

Immédiatement après le sommeil chloroformique il commence déjà à sentir son membre absent et tâche de le saisir. La sensation a été très nette pour le doigt et pour le coude broyé et depuis une douleur déchirante a toujours persisté. Au sixième jour de l'opération l'amputation se complique d'hémorragies répétées et l'interne de garde est obligé de lui brûler le moignon avec du perchlorure de fer à plusieurs reprises: cette intervention lui causa de vives douleurs. L'hémorragie s'est arrêtée, mais les douleurs sont devenues de plus en plus intolérables jusqu'à empêcher le sommeil à tel point que des doses énormes de chloral ne pouvaient le lui procurer.

Il quitte l'hôpital avec une douleur toujours très vive, et quinze jours après sa sortie il a eu une attaque. Il est tombé raide perdant complètement la connaissance, avec convulsions toniques et cloniques, morsure de la langue, bave à la bouche, les dents étaient tellement serrées qu'elles se sont cassées, il a uriné sous lui ; une fois la crise passée, il s'est levé hébété sans savoir ce qui s'était passé.

Une autre fois il eut une crise semblable à Vincennes, avec perte de connaissance complète, puisque toute sa marchandise fut volée sans qu'il s'en doutât.

En 1888 survient une autre attaque ; dans sa chute il est blessé au visage et conduit à l'hôpital Tenon dans le service de M. Blum, qui lui conseille une opération pour les douleurs du moignon. D'après le dire du malade M. Blum lui enleva quelque névrome : mais il n'eut aucun soulagement, au contraire les douleurs augmentèrent d'intensité.

En 1890, il entre chez M. Goureau pour des crises, et puis chez M. Schwartz à Cochin ; là, il subit une troisième opération. M. Schwartz lui fendit le moignon et au dire du malade il lui aurait même enlevé un nerf. Les douleurs continuèrent toujours en s'aggravant ; mais après dix mois seulement il eut une petite amélioration, de telle sorte que le malade arrivait à dormir sans médicament.

Il y a un an, à la suite d'une de ces crises, il eut une paralysie hystérique du bras droit qui a d'ailleurs complètement guéri. Et depuis quelque temps il se trouve dans le service de M. Oulmont pour des crises hystériques.

État actuel. — Il sent encore la douleur provoquée par le broiement du coude. La chaleur augmente la douleur et l'été est particulièrement pénible pour le malade. C'est surtout le temps orageux qui l'influence ; la douleur augmente d'intensité et la crise survient immédiatement.

Les douleurs sont plus fortes pendant l'attaque ; le repos, au contraire, lui fait beaucoup de bien. Tout mouvement brusque, un bruit intense lui correspond au moignon.

Position du membre fantôme. — Les doigts sont crispés, la main et l'avant-bras présentent des convulsions surtout la nuit.

Il ne peut remuer ni son bras fantôme qui est en extension, ni ses doigts qui sont crispés, ni le poignet, ni le coude. Mais il soulève l'épaule et tout le membre fantôme la suit dans ses mouvements.

Le fait intéressant chez lui, c'est que le bras fantôme est plus petit de 20 centim. que le bras normal. Il lui semble que tout est raccourci ; le coude s'est rapproché du moignon de 5 centim., le poignet également du coude, et la main paraît plus petite.

Examen direct. — L'amputation est faite à la partie moyenne du bras droit. Le moignon est bon ; on remarque des cicatrices jusqu'à la partie moyenne de l'aisselle. Le moignon est douloureux et présente une hyperesthésie très marquée. Les piqûres correspondent au coude et non aux doigts et d'ailleurs ce n'est qu'au repos qu'il sent les doigts et la main.

Il présente une hyperesthésie sur tout le côté droit, jusqu'à la racine de la cuisse et de l'anesthésie sur tout le reste du membre inférieur. Hyperesthésie au froid et à la piqûre dans tout le côté gauche. La piqûre de la zone hyperesthésique correspond toujours au moignon et à la main.

Antécédents héréditaires. — Très chargé de tares neuropathiques ; sa mère est excessivement nerveuse et sa sœur est hystérique.

Antécédents personnels. — Rien de bien particulier jusqu'à la date de l'amputation ; cependant il faut citer qu'il a beaucoup souffert moralement et matériellement.

Observation VII (personnelle)

Recueillie en février 1902.

Che..., Paul, colporteur, âgé de 23 ans, amputé à la cuisse gauche pour une tumeur blanche du genou. La cicatrisation a eu lieu sans incident. Il entre actuellement à l'hôpital pour un mal de Pott.

Ce n'est que vers le troisième et quatrième jour de l'opération qu'il sent le membre fantôme. La sensation du pied était très nette ; le malade croyait aussi à l'existence du reste du membre absent mais jusqu'au mollet seulement. Il pouvait étendre le pied sur la jambe.

État actuel. — Actuellement il ne sent que le pied, les mouvements des orteils imaginaires se font facilement ; quelques picotements et des démangeaisons se font sentir dans le pied, qui disparaissent rapidement par le grattage du moignon.

Les variations de température n'ont pas d'influence sur lui ; ce n'est que le vent du nord qui peut provoquer quelque douleur dans le membre absent.

Examen. — Cicatrice médiane, pas d'hyperesthésie au niveau du moignon. La compression du sciatique rend la sensation du pied beaucoup plus nette et fait réapparaître la jambe tout entière disparue depuis longtemps. La pression du crural lui fait sentir le genou, en même temps il accuse une sensation de brûlure à ce niveau.

Malade revu au mois de mai. — Mal de Pott ayant progressé, il y a des symptômes de compression du côté du membre sain, douleurs intenses avec hypoesthésie.

Fait intéressant, les mêmes symptômes de compression semblent exister du côté du membre amputé, car le malade commence à accuser des douleurs spontanées et des engourdissements dans le membre fantôme, qui n'existaient pas auparavant.

Observation VIII (personnelle)

Recueillie en janvier 1902.

To..., maître d'hôtel, âgé de 48 ans, a été victime d'un accident de Métropolitain, le 29 mars 1901. On l'ampute le même jour au bras droit, à la hauteur du tiers supérieur de l'humérus.

La sensation du membre imaginaire apparaît immédiatement après l'opération. Il distingue nettement toutes les parties mais ne peut pas les remuer. Les variations de température font naître quelques douleurs dans les doigs fantômes, mais elles ne sont pas persistantes. La position du membre absent est la même que celle du membre normal.

Examen. — La cicatrice est bonne. Pas d'hyperesthésie au niveau du moignon. La piqûre et le frôlement de la cicatrice ne correspondent pas du tout au membre fantôme. Mais la pression un peu au-dessus de l'extrémité terminale sur le trajet des nerfs est douloureusement sentie dans la main absente.

Rien d'intéressant dans ses antécédents héréditaires. Comme antécédents personnels, il faut signaler l'éthylisme absinthique et la blennorrhagie.

Sensations synesthésiques spéciales. — Lorsque la main valide est au repos, il ne sent rien dans la main fantôme. Mais vient-on à piquer la main valide, la piqûre est sentie comme « un fourmillement piquant », suivant l'expression du malade, dans la main absente, surtout au petit doigt ; et cela est d'autant plus intéressant que cette même piqûre au niveau du moignon n'est pas ressentie aux doigts imaginaires, tandis que toute piqûre, toute sorte de pression sur toute la longueur du membre sain est ressentie dans le membre retranché.

Ici la symétrie du point d'irritation et du point sympathique n'est pas absolue comme chez Roumillac. (Obs. page 25). Une piqûre faite à l'index par exemple, était d'abord sentie comme un fourmillement au coude, elle descendait jusqu'au poignet ensuite et se propageait dans tous les doigts imaginaires ; pour faire ce trajet, elle mettait trente secondes à peu près.

L'application d'un verre froid sur l'avant-bras sain, ne correspond pas au membre absent ; appliqué sur la main valide, il accuse une sensation de froid dans le membre fantôme.

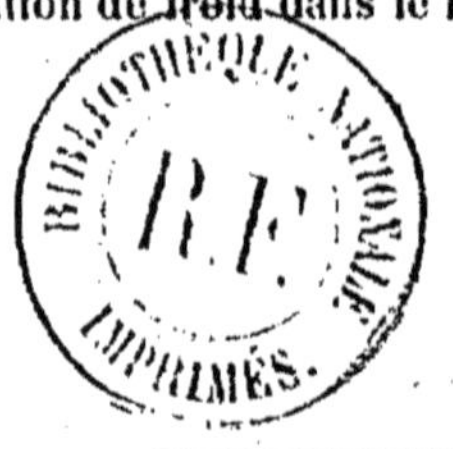

CONCLUSIONS

Tous les amputés conservent encore pendant quelque temps la sensation de l'existence du membre retranché. La durée de cette illusion est extrêmement variable.

En général ils ressentent des fourmillements dans l'extrémité fantôme, qui sous l'influence de changements de température se transforment en douleurs.

La douleur peut être tellement intense que par son acuité elle peut pousser les malades au suicide.

Dans quelque cas sans aucun phénomène précurseur il peut survenir chez l'amputé tous les symptômes d'une myélite transverse.

Quelquefois le moignon est agité de secousses musculaires : véritable myoclonie continue dont la pathogénie est variable.

D'autres fois ils peuvent être en proie à des accès épileptiformes. Si à la rigueur on peut expliquer par une action réflexe la crise bravais-jacksonienne franche, il nous semble qu'il faut évoquer un autre mécanisme pour donner une explication satisfaisante à ces épilepsies localisées à la main ou à l'avant-bras du membre fantôme : la diminution du calibre des artères et partant l'anémie dans les parties du territoire prérolandique destinées au membre retranché, nous paraît la théorie la plus plausible et la plus satisfaisante.

L'origine de ces phénomènes hallucinatoires n'est pas exclusivement périphérique ; il faut encore reconnaître le rôle non moins considérable des centres corticaux.

La modification de l'un ou de l'autre de ces deux facteurs influera sur la nature de la perception : plus la compression d'un filet nerveux dans la cicatrice sera forte, plus sera nette et précise la sensation du fantôme. En général l'intensité de la douleur est en rapport avec le progrès de la lésion nerveuse.

Egalement chez un débile intellectuel, ou bien le sentiment du membre fantôme disparaîtra rapidement ou encore cette sensation ne réapparaîtra jamais. Au contraire un hystérique, un hypochondriaque, un déséquilibré mental renforcera comme une caisse de résonnance la moindre douleur de la cicatrice ; inutile d'ajouter que par là même chez lui la sensation du membre sera extrêmement nette et précise. Il y a encore une sorte d'équation personnelle, un coefficient d'erreur qui résulte du tempérament de l'individu et de ses habitudes d'esprit particulières.

La cause de la douleur diffère suivant les auteurs. Les uns incriminent l'inclusion cicatricielle, les névromes ; les autres accusent la névrite ascendante ; d'autres voient l'origine du mal dans les lésions myélitiques, voire même des centres nerveux. Pour nous, s'il faut surtout incriminer une inclusion cicatricielle et la névrite ascendante, il ne faut cependant pas perdre de vue un fait sur lequel on n'a jamais insisté suffisamment, c'est l'anémie des troncs nerveux dans le restant du membre retranché, qui peut occasionner non seulement une névralgie périodique mais encore une lésion névritique, qui représente ici un processus de défense.

Le traitement pour être efficace doit être étiologique. Le diagnostic de sa cause en général étant très compliqué, l'emploi de la cocaïne nous parait singulièrement faciliter cette tâche.

BIBLIOGRAPHIE

ABBATUCCI — Etudes psychologiques sur les amputations des amputés. *Th.*, Bordeaux, 1894.

ARONDEL. — Etude sur les hallucinations du moignon. *Th.*, Paris, 1898.

BALL. — Leçons sur les maladies mentales, 1880-1883.

BEAUNIS. — Sensations internes 1889.

BEAUSSE. — *Th.*, Paris, 1895-1896.

BERG. — Etude des nerfs et de la moelle chez les amputés. *Th.*, Paris, 1896.

BERNARD. — Névrite ascendante et hystérie. *Lyon médical*, février 1899.

BERNHEIM. — Polynévrites greffées sur une diathèse nerveuse. *Bull. méd.*, août 1896.

BERNSTEIN. — Les sens, 1876, p. 22.

BŒRSCH. — Ueber amputations neuralgien. *Th.*, Bonn, 1888.

BRISTOWE. — Névrite hystérique. *British med. journal*, 1892.

BRIVE. — Névralgies du moignon. *Th.*, Paris, 1876.

BRUNETIÈRE. — Névrites post-opératoires. Lyon, 1899-1900.

CARTAZ. — Des névralgies envisagées au point de vue de la sensibilité nerveuse. *Th.*, Paris, 1875.

CASTEL. — De la douleur rapportée aux extrémités après séparation du membre. *Bull. Acad. royale méd.*, Paris, 1838,

CHARCOT. — Leçons du mardi, 1887-1888, 18 juin.

— Société anatomique, 1880. Séance du 5 novembre.

CHALOT. — *Bulletin de la Société de chir.*, 1878, p. 547.

CHARVOT. — De la névrite des moignons d'amputation. *Revue méd. de l'Est*, novembre 1884.

— Névrite ascendante des moignons. *Rev. méd. de l'Est*, 1885.

DUPLAY et RECLUS. — *Traité de chirurgie*, t. II, Névrites.

DURAND. — Névrite traumat. et névralgie des moignons. *Journ. de Soc. méd. de Lille*, 1886, p. 78-82.

DELANGLADE. — Névrite des moignons. *Marseille méd.*, 1900.

DELORME. — Traité des névrites périphériques. *Bull. méd.*, sept. 1894.

— Compression forcée dans le traitement des accidents névritiques d'origine inflammatoire. *Gaz. des hôp.*, 1895.

— Névrite traumatique ascendante. Guérison par la compression forcée. *Bull. méd.*, mai 1896.

EBBINGHAUS. — Amputations neurolgien. Inaug. Dissert. Bonn, 1900 Mærz. *Th.*, Paris, 1878.

ETIENNE. — Sur les troubles médullaires survenus à la suite des lésions traumatiques.

FROMENTEL. — Recherches sur les douleurs provoquées loin du siège de la lésion, 1875.

FORTIN. — *Th.*, Lyon, 1889.

FERRANT. Des névromes consée. aux amputat. *Revue de thérap. médic. chirur*, Paris, 1877, p. 621.

GUÉRIN (Alphonse). — *Dict. encycl. des sciences méd.*, article *Amputations*.

GOURDAN-FROMENTEL. — Des sympathies douloureuses ou synalgies. *Th.*, Nancy, 1883.

GOTTSACKER. — Uber Stumpfneurome. *Th.* Bonn, 1889.

GILLE DE LA TOURETTE. — La phase radiculaire des névrites ascendantes traumatiques. *Presse médic.*, 1896, p. 269.

GROSS. — Case of neuralgia of the stump cure. *N. Am. m. chir. Rev.*, Phil., 1860, w. 283.

Guéniot. — *Journ. de phil.* de Brown-Sequard, 1861. « D'une hallucination du toucher ».

Hutin. — Recherches sur les causes des douleurs que les amputés des membres éprouvent. *Gaz. des hôp. de Paris*, 1851, p. 518.

Hancock. — Convulsive movements of stump. Amput. schoulder. *Lancet.* Lond., 1852, p. 281-283.

Heurteaux. — Moignon douloureux de l'annulaire. *Journ. de méd. de l'Ouest*, Nantes, 1877.

Hildebrandt. — Ueber ampupations stumpfe. *Munchen med. Wochensilh.*, 1899, p. 31.

Hermann Conrads. — Ueber neuralgien und ihre chirur. Behandlung. *Th.* Bonn, 1899.

Leplat. — Trait. des moignons doul. par la névrect. à distance. *Rev. méd. de l'Est*, 1889.

Lejars. — Sur les veines des névromes et sur les douleurs des moignons. *Arch. de phys. norm. et path.*, Paris, 1889, p. 733.

— Circulat. veineuse des moignons. *Bull. Soc. d'anat. de Paris*, 1889, p. 257.

Liston. — Cases of bad and irritable stump. *Lancet.* London, 1835. p. 133.

Muller. — Phys. du système nerveux. 2 vol., Paris, 1840, t. I, p. 159 et 173.

Merklen. — Spasme du moignon chez un amputé de cuisse, attaque épileptiforme, etc. *Arch. de phys. norm. et path.*, 1882, p. 506.

Monod et Chipault. — Névrite du moignon (m. s.). Résect. intrarach. du plexus brachial. Guérison. *Bull. et mémoires de la Soc. de Chirurgie*, Paris, 1898, p. 284.

Moty. — Associat. de la névrite et de l'hystéro-traumat. *Bull. méd.*, 1896, p. 1065.

Monod. — Un cas d'hystéro-traumat. *Mém. et Bull., Soc. de méd. et chir. de Bordeaux*, 1900, p. 278.

NEPVEU. — De la névrite dans les moignons d'amputation. *Rev. de Chir.*, janvier 1881.

PIHET. — Anat. pathol. du moignon. *Th.* Paris, 1872.

RAYMOND. — Hystérie mâle et névrose traumat. *Bull. méd.*, 1897, p. 429.

RAYMOND. — Leçons cliniques, 1900. p. 449.

RIBOT. — Maladies de la mémoire.

RIZET. — Des moignons. *Th.* de doct., Paris, 1863.

RIZET. — Sur une hallucinat. du toucher des amputés. *Gaz. méd.*, Paris, 1861.

ROBINSON. — A case of anevrysmal varix in a stump, *Lancet*, 1888, p. 60.

SYMONDS. — On a case of anevrysm occuring in a stump, *Lancet*, London, 1886, p. 545.

TAMBURINI. — Sulla Theoria della albunazioni, *R. Ist. Lamb. di. sc. et lett. Rendic.* Milano, 1880, p. 485.

TACHARD. — Amput. de Lisfranc. Troubles trophiques et névralgie des moignons, extirpat. nerveuse. Guérison. *Arch. prov. de chir.*, Paris, 1893, p. 347.

TRÉLAT. — *Progrès médical*, 8 avril 1876. Leçon clinique.

WITZEL. — Uber die Entstehung und die Verhutung der Neuralgie an Operier Tenheilen, besonders an Amputations stumpfen. *Centralblatt fur Chir*, Leipzig, 1894, p. 521.

WEIR MITCHELL. — Des lésions des nerfs et de leur conséquence, chap. XIII. Affection nerveuse du moignon.

VIGOT. — Névrome douloureux dans un moignon. *Bull. Soc. anat. de Nantes*, 1883.

VIGOT. — Névrome douloureux dans un moignon. *J. de méd. de l'Ouest*, Nantes, 1884, p. 108.

VERDALLE. — Prophylaxie de la névralgie du moignon. *Th.* de Paris, 1872.

IMPRIMERIE F. DEVERDUN, BUZANÇAIS (INDRE).

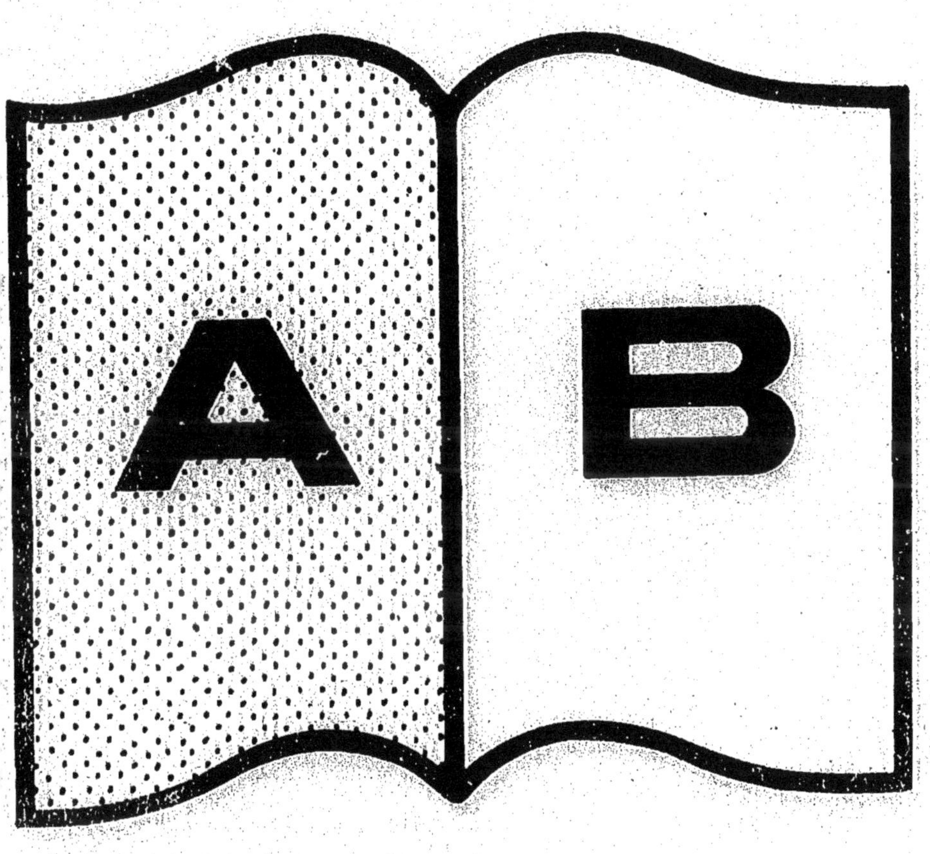
A
B

www.ingramcontent.com/pod-product-compliance
Ingram Content Group UK Ltd.
Pitfield, Milton Keynes, MK11 3LW, UK
UKHW020325250726
13967UKWH00004B/1867